代谢综合征靶向膳食干预的作用分析与评价

周翔 著

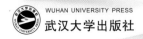

WUHAN UNIVERSITY PRESS

武汉大学出版社

图书在版编目(CIP)数据

代谢综合征靶向膳食干预的作用分析与评价/周翔著.—武汉:武汉大学出版社,2024.8
ISBN 978-7-307-24373-6

Ⅰ.代…　Ⅱ.周…　Ⅲ.代谢病—综合征—食物疗法　Ⅳ.①R589
②R247.1

中国国家版本馆 CIP 数据核字(2024)第 080141 号

责任编辑:鲍　玲　　责任校对:李孟潇　　版式设计:马　佳

出版发行:**武汉大学出版社**　(430072　武昌　珞珈山)

(电子邮箱:cbs22@whu.edu.cn　网址:www.wdp.com.cn)

印刷:湖北云景数字印刷有限公司

开本:720×1000　1/16　　印张:14.5　　字数:233 千字　　插页:3

版次:2024 年 8 月第 1 版　　2024 年 8 月第 1 次印刷

ISBN 978-7-307-24373-6　　定价:59.00 元

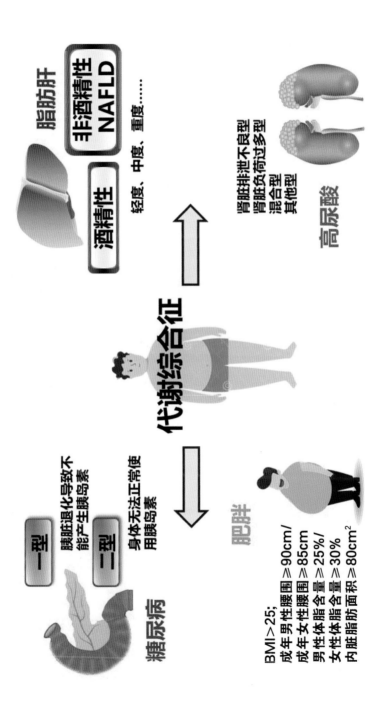

图 1　本书涉及的代谢综合征类型

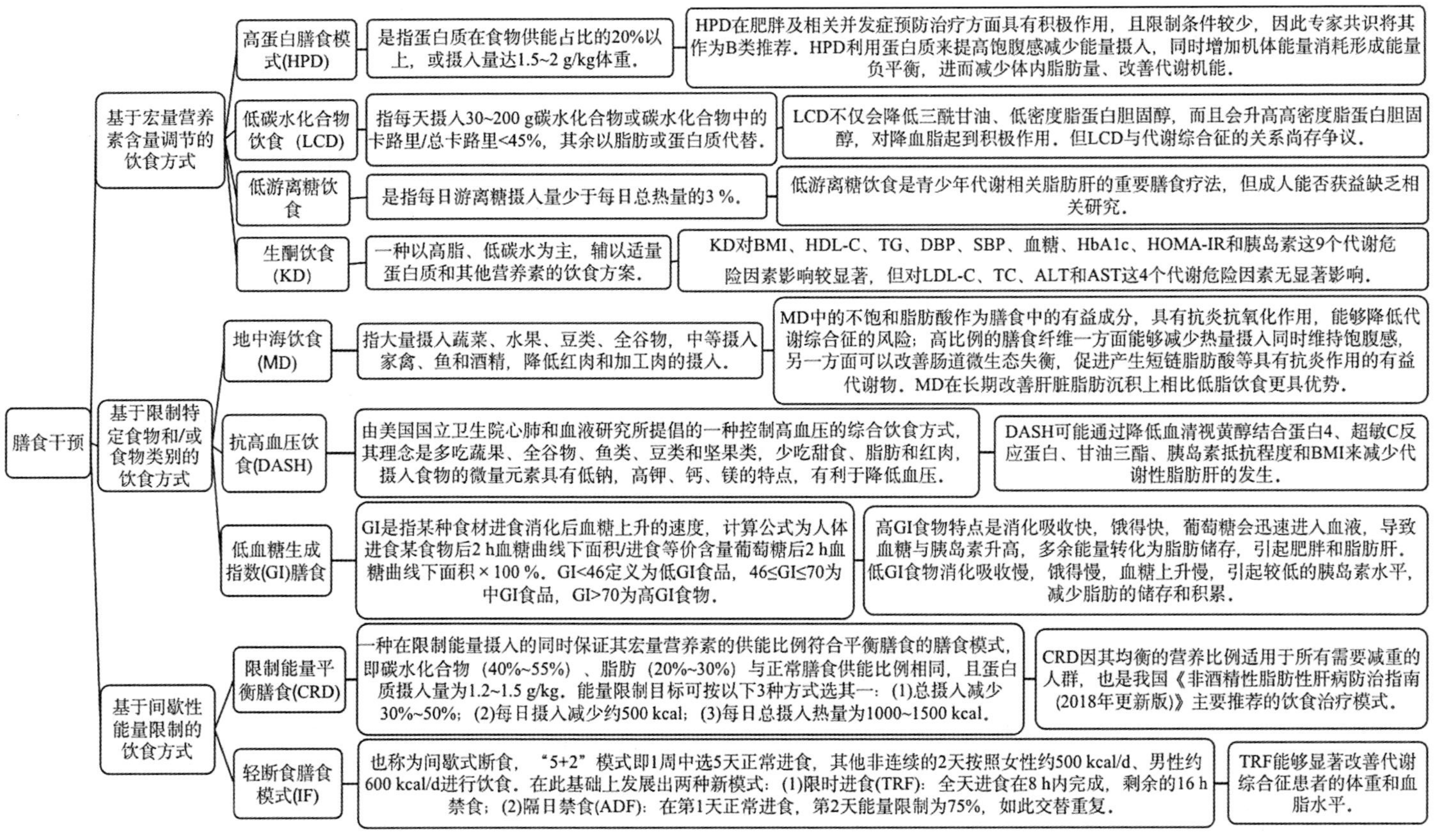
膳食干预
基于宏量营养素含量调节的饮食方式
高蛋白膳食模式(HPD)
是指蛋白质在食物供能占比的20%以上，或摄入量达1.5~2 g/kg体重.
HPD在肥胖及相关并发症预防治疗方面具有积极作用，且限制条件较少，因此专家共识将其作为B类推荐．HPD利用蛋白质来提高饱腹感减少能量摄入，同时增加机体能量消耗形成能量负平衡，进而减少体内脂肪量、改善代谢机能.
低碳水化合物饮食（LCD）
指每天摄入30~200 g碳水化合物或碳水化合物中的卡路里/总卡路里<45%，其余以脂肪或蛋白质代替.
LCD不仅会降低三酰甘油、低密度脂蛋白胆固醇，而且会升高高密度脂蛋白胆固醇，对降血脂起到积极作用．但LCD与代谢综合征的关系尚存争议.
低游离糖饮食
是指每日游离糖摄入量少于每日总热量的3 %.
低游离糖饮食是青少年代谢相关脂肪肝的重要膳食疗法，但成人能否获益缺乏相关研究.
生酮饮食(KD)
一种以高脂、低碳水为主，辅以适量蛋白质和其他营养素的饮食方案.
KD对BMI、HDL-C、TG、DBP、SBP、血糖、HbA1c、HOMA-IR和胰岛素这9个代谢危险因素影响较显著，但对LDL-C、TC、ALT和AST这4个代谢危险因素无显著影响.
基于限制特定食物和/或食物类别的饮食方式
地中海饮食(MD)
指大量摄入蔬菜、水果、豆类、全谷物，中等摄入家禽、鱼和酒精，降低红肉和加工肉的摄入.
MD中的不饱和脂肪酸作为膳食中的有益成分，具有抗炎抗氧化作用，能够降低代谢综合征的风险；高比例的膳食纤维一方面能够减少热量摄入同时维持饱腹感，另一方面可以改善肠道微生态失衡，促进产生短链脂肪酸等具有抗炎作用的有益代谢物．MD在长期改善肝脏脂肪沉积上相比低脂饮食更具优势.
抗高血压饮食(DASH)
由美国国立卫生院心肺和血液研究所提倡的一种控制高血压的综合饮食方式，其理念是多吃蔬果、全谷物、鱼类、豆类和坚果类，少吃甜食、脂肪和红肉，摄入食物的微量元素具有低钠，高钾、钙、镁的特点，有利于降低血压.
DASH可能通过降低血清视黄醇结合蛋白4、超敏C反应蛋白、甘油三酯、胰岛素抵抗程度和BMI来减少代谢性脂肪肝的发生.
低血糖生成指数(GI)膳食
GI是指某种食材进食消化后血糖上升的速度，计算公式为人体进食某食物后2 h血糖曲线下面积/进食等价含量葡萄糖后2 h血糖曲线下面积 × 100 %．GI<46定义为低GI食品，46≤GI≤70为中GI食品，GI>70为高GI食物.
高GI食物特点是消化吸收快，饿得快，葡萄糖会迅速进入血液，导致血糖与胰岛素升高，多余能量转化为脂肪储存，引起肥胖和脂肪肝．低GI食物消化吸收慢，饿得慢，血糖上升慢，引起较低的胰岛素水平，减少脂肪的储存和积累.
基于间歇性能量限制的饮食方式
限制能量平衡膳食(CRD)
一种在限制能量摄入的同时保证其宏量营养素的供能比例符合平衡膳食的膳食模式，即碳水化合物（40%~55%）、脂肪（20%~30%）与正常膳食供能比例相同，且蛋白质摄入量为1.2~1.5 g/kg．能量限制目标可按以下3种方式选其一：(1)总摄入减少30%~50%；(2)每日摄入减少约500 kcal；(3)每日总摄入热量为1000~1500 kcal.
CRD因其均衡的营养比例适用于所有需要减重的人群，也是我国《非酒精性脂肪性肝病防治指南(2018年更新版)》主要推荐的饮食治疗模式.
轻断食膳食模式(IF)
也称为间歇式断食，“5+2”模式即1周中选5天正常进食，其他非连续的2天按照女性约500 kcal/d、男性约600 kcal/d进行饮食．在此基础上发展出两种新模式：(1)限时进食(TRF)：全天进食在8 h内完成，剩余的16 h禁食；(2)隔日禁食(ADF)：在第1天正常进食，第2天能量限制为75%，如此交替重复.
TRF能够显著改善代谢综合征患者的体重和血脂水平.

图Ⅱ　膳食干预的种类和作用机制

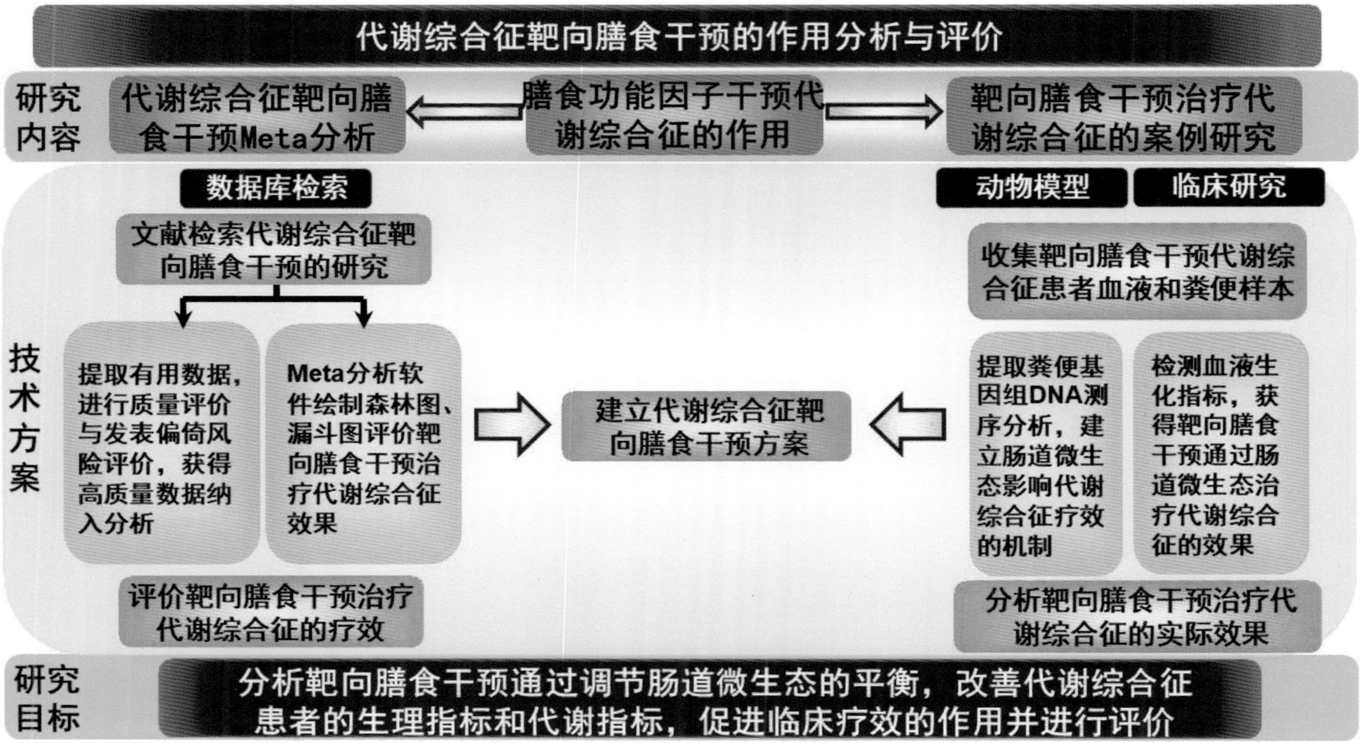

代谢综合征靶向膳食干预的作用分析与评价

研究内容

代谢综合征靶向膳食干预分析

膳食功能因子干预代谢综合征的作用

靶向膳食干预治疗代谢综合征的案例研究

技术方案

评价靶向膳食干预治疗代谢综合征的疗效

数据库检索

文献检索代谢综合征靶向膳食干预的研究

- 提取有用数据，进行质量评价与发表偏倚风险评价，获得高质量数据纳入分析
- Meta分析软件绘制森林图、漏斗图评价靶向膳食干预治疗代谢综合征效果

建立代谢综合征靶向膳食干预方案

动物模型

- 收集靶向膳食干预代谢综合征患者血液和粪便样本
- 提取粪基因组DNA测序分析，建立肠道微生态影响代谢综合征疗效的机制

临床研究

- 检测血液生化指标，获得靶向膳食干预通过肠道微生态治疗代谢综合征的效果

分析靶向膳食干预治疗代谢综合征的实际效果

研究目标

分析靶向膳食干预通过调节肠道微生态的平衡，改善代谢综合征患者的生理指标和代谢指标，促进临床疗效的作用并进行评价

图Ⅲ 本研究的技术路线

前　　言

　　大健康是根据时代发展、社会需求与疾病谱的改变，而提出的一种全局的理念。本书针对目前患者数量日益增长的国民健康杀手——代谢综合征的特点，重点关注靶向膳食干预治疗对缓解这类疾病症状的表现。书中涉及的膳食健康因子包括但不限于：益生菌、益生元、合生元和植物提取物等，它们的合理摄入能通过调节宿主的肠道微生态系统，达到改善宿主的代谢和免疫机能的效果。同时，明确这些膳食功能因子影响代谢综合征患者健康作用的分子机制，将有利于提出肠道菌群微生态靶向调节与健康干预方案。

　　本书详细介绍了靶向膳食干预的理论基础和作用机制：根据代谢综合征不同的生理表征，系统地阐述了多种膳食健康因子改善患者生理病理指标的作用效果和分子机制，并采用统计学方法综合评价这些靶向膳食干预治疗的有效性和不足之处。这为了解目前使用的代谢综合征靶向膳食干预的整体情况提供了翔实的数据，为进一步优化膳食健康因子使用方案提供了重要的理论依据。本书既可为临床膳食干预治疗提供有价值的参考，也可作为代谢综合征患者结合自身选取适宜饮食干预方案的参照手册。本书从大健康理念的视角，关注生命全周期的健康服务，契合了当下"健康中国2030"的需求，呼应了国家"十四五"大健康主题，具有科学健康指导的理论意义和提高民众健康素养、健康消费的应用价值。

　　本书的研究得到了武汉科技大学张同存教授和杨杨教授的悉心指导及王琼教授的鼎力协助，还得益于众多教师和学生的帮助。在此向所有提供帮助的老师、同学和组织机构表示衷心的感谢。

　　本书是湖北省高等学校哲学社会科学研究重大项目"湖北省生物医药创新型

产业集群动态演化机制与竞争力研究"（22ZD047）、湖北省教育厅科学技术研究计划指导性项目"数字健康视域下膳食因子对糖尿病干预的风险测评与量化模型研究"的成果，以及湖北省高校省级教学研究项目"基于产学研用协同创新的生物医学专业新工科人才培养体系重构与实践"（2022227）的前期成果。

周翔

2024 年 3 月

目　　录

第1章 导　　论

1.1　研究背景与意义

　　代谢综合征作为现代社会一个不容忽视的健康问题，已逐渐演变成全球性的流行疾病。其特点是胰岛素抵抗、肥胖、高血压、高血脂和高尿酸等代谢异常的集合，这些因素交织在一起，将心血管疾病、糖尿病等慢性病的风险推向顶峰。随着现代生活方式的变化，代谢综合征的发病率迅速攀升，这引起了全球卫生界的广泛关注。

　　代谢综合征不仅在医学领域引起了研究者的兴趣，更成为了公共卫生领域的重要议题。人们的饮食结构、生活方式等因素与代谢综合征密切相关，因此，寻找一种有效的干预手段迫在眉睫。在这个背景下，代谢综合征靶向膳食干预的研究日益受到关注，这种方法通过合理的饮食调整，有望影响代谢途径，改善体重问题，同时降低血压和改善血脂水平，从而减轻代谢综合征的发病风险。

　　研究代谢综合征靶向膳食干预的意义在于，代谢综合征作为多种慢性疾病的共同基础，其治疗和预防具有重要的临床价值。靶向膳食干预作为一种非药物手段，不仅能够减少患者对药物的依赖，更能在源头上调整不良的生活方式和习惯。这种干预方法的重要性在于，它不仅可以改善代谢综合征本身，还能够预防相关的心血管疾病和糖尿病等疾病的发生。同时，由于膳食干预是一种相对容易实施的健康干预手段，可以在大范围内推广，有望对全球健康水平产生积极影响。

　　总之，代谢综合征靶向膳食干预的研究背景和意义显而易见。在代谢综合征与相关疾病的防治领域，这种方法有望为人类提供一条健康、有效的道路，提高生活质量，降低慢性病的风险，为健康长寿的追求提供更为可行的选择。

1.2　相关概念

1.2.1　代谢综合征

代谢综合征作为一种与现代生活方式紧密相关的代谢紊乱疾病，近年来引起了广泛的关注和研究。它是一组包括多种异常生理状态的疾病群，通常涉及胰岛素抵抗、肥胖、高血压和高血脂等因素。本书将深入探讨代谢综合征的概念、分类以及与健康的关系。

1.2.1.1　概念

代谢综合征是一个复杂的疾病概念，旨在描述一组代谢异常，这些异常通常以胰岛素抵抗为核心，伴随肥胖、高血压和高血脂等因素。具体来说，胰岛素抵抗是机体对胰岛素反应减弱，导致胰岛素无法有效促使葡萄糖进入细胞，从而引发高血糖。此外，脂肪组织的异常积累也是代谢综合征的一大特点，这与肥胖密切相关。

1.2.1.2　分类

代谢综合征的分类存在一定的争议，不同的国际组织和专业团体在标准上有所不同。然而，最广泛接受的分类是由国际糖尿病联合会（IDF）和美国心脏病学会（AHA/NHLBI）提出的。以下是这两种分类的主要特点：

IDF 分类：根据国际糖尿病联合会的定义，代谢综合征的诊断标准包括：腰围超标（亚洲人 $\geq$ 90cm，非亚洲人 $\geq$ 80cm）、高血压（收缩压 $\geq$ 130mmHg 或舒张压 $\geq$ 85mmHg）、高血糖（空腹血糖 $\geq$ 100mg/dL 或荷尔蒙治疗后血糖水平）、高三酰甘油水平（$\geq$ 150mg/dL）以及低高密度脂蛋白胆固醇（HDL-C）水平（男性 < 40mg/dL，女性 < 50mg/dL）。

AHA/NHLBI 分类：美国心脏病学会和国家心肺血液研究所的标准相对简化，将代谢综合征定义为满足以下三个或更多条件：腰围超标、高三酰甘油水平、低

HDL-C 水平、高血压以及高血糖。

1.2.1.3 代谢综合征与健康的关系

代谢综合征是多种危险因素交织而成的代谢异常状态，它不仅本身会增加心血管疾病、糖尿病等慢性病的风险，还可能导致这些疾病的相互促进。其中，肥胖是代谢综合征的一个主要组成部分，不仅增加了心脏病、中风等心血管疾病的风险，还与许多慢性疾病的发生紧密相关。高血压和高血糖也会对心血管系统和全身血管产生损害，从而引发严重的健康问题。

此外，代谢综合征的存在还与生活方式紧密相关，不健康的饮食、缺乏运动等因素可能导致代谢综合征的发生。因此，提高公众的健康意识，倡导健康的生活方式对于预防和管理代谢综合征具有重要意义。

代谢综合征作为一个复杂的代谢紊乱疾病，涉及多种因素的交互作用。其分类虽存在一定的争议，但国际糖尿病联合会和美国心脏病学会的标准被广泛采用。代谢综合征不仅本身会增加多种慢性疾病的风险，还可能引发这些疾病的相互促进。因此，加强健康教育、倡导健康的生活方式，对于预防和管理代谢综合征具有重要意义，有助于提升人们的整体健康水平。

1.2.2 靶向膳食干预

1.2.2.1 概念

靶向膳食干预通过调整饮食结构和摄入特定的营养素，有针对性地影响特定的生理途径和代谢通路，从而达到预防或改善特定疾病的目的。在代谢性疾病领域，靶向膳食干预旨在干预与代谢综合征相关的因素，如胰岛素抵抗、血糖控制、脂肪代谢和血压调节等。

膳食干预不仅仅是对单一营养素的调整，更强调了营养素之间的协同作用，以及与整体饮食模式的结合。这种干预方法的独特之处在于，它能够通过食物中的天然成分，直接影响人体的生理过程，从而改善代谢性疾病的症状和风险。

1.2.2.2 膳食干预的分类

膳食干预可根据不同的标准和目的进行分类。以下是一些常见的膳食干预分类：

宏观营养素调整：这是一种基于宏观营养素（碳水化合物、脂肪、蛋白质）比例的干预方法。例如，低碳水化合物饮食注重减少碳水化合物摄入，有助于改善血糖控制和脂肪代谢。而低脂饮食则着眼于减少脂肪摄入，从而有助于控制体重和降低胆固醇。

功能性成分干预：功能性成分是指具有特定生理功能或健康效益的食物成分，如膳食纤维、抗氧化剂、多酚类化合物等。本研究主要关注具有有益膳食干预效果的益生元、益生菌和植物提取物。通过增加这些成分的摄入，可以改善肠道健康、抗氧化能力等，从而有助于预防和治疗代谢性疾病。

饮食模式调整：这是一种基于整体饮食模式的干预方法，如地中海饮食、素食、低盐饮食等。地中海饮食以橄榄油、坚果、鱼类等为主要食物，被认为有助于降低心血管疾病的风险。素食则强调植物性食物的摄入，有助于控制体重和改善胰岛素敏感性。

时间限制性进食：时间限制性进食（time-restricted eating，TRE）强调在一定时间窗口内进食，如每天只在 8 小时内进食。这种方法据称可以调整胰岛素分泌、改善代谢，从而有助于控制体重和血糖。

靶向膳食干预作为一种非药物手段，在代谢性疾病的防治中具有重要意义。它不仅可以通过食物中的营养素和功能性成分，有针对性地影响代谢途径，还可以通过饮食模式和时间限制性进食等方法，调整整体代谢状态。不同的膳食干预方法有不同的特点和适应证，因此，在选择干预方案时需要综合考虑个体的健康状况和需求。

总之，靶向膳食干预的概念和膳食干预的分类为代谢性疾病的预防和治疗提供了新的思路和方法。通过合理的膳食调整，可以有效改善人体的代谢状态，降低慢性疾病的风险，为健康生活注入新的活力。

1.3 研究目标、难点及解决办法

1.3.1 研究目标

靶向膳食干预方法主要通过肠道微生物对人类健康产生重大影响。对其进行研究，明确饮食结构及其组分对肠道微生态影响，建立肠道微生态变化与人类健康状况之间的关系，有望精准调整我国居民的健康饮食结构，对于实现促进我国人民健康目的具有重大现实意义。

针对代谢综合征的不同表现形式，对患者膳食结构的调研及肠道微生态特征研究，能发现健康促进效应明显的膳食功能因子。明确膳食功能因子对肠道微生态的影响和健康作用的分子机制，提出肠道菌群微生态靶向调节与健康干预方案；对益生元、益生菌和植物提取物在胃肠中及生产过程中的抗胁迫机制进行研究，优化益生菌发酵生产条件，研究益生菌与膳食功能因子复配和益生菌发酵传统食材的生产工艺，为利用现代食品加工技术开发新型营养健康食品奠定基础。

1.3.2 研究难点及解决办法

公共卫生专家认为，膳食作为代谢综合征的生活方式影响因素之一，在其干预中发挥着重要作用。然而，尽管已有许多研究探讨了代谢综合征的膳食干预，但仍然存在一些难点需要解决：

(1)个体差异：人们的代谢过程存在着显著的个体差异，包括遗传、生活习惯和代谢状态等方面。因此，设计一种适合不同个体的膳食干预策略是一个挑战。

(2)膳食多样性：人类的饮食习惯因文化、地理和社会背景而异，这导致了膳食多样性的问题。如何在不同的饮食文化环境中制定适用于代谢综合征的通用膳食干预方案是一个复杂的问题。

(3)长期效果评估：代谢综合征的膳食干预需要长期的效果评估，以确定干预策略的持久性和稳定性。然而，长期跟踪和评估可能受到参与者保持饮食纪律的挑战。

代谢综合征靶向膳食干预作为一种非药物治疗方法，通过调整膳食结构和饮食习惯，可以有效预防和控制代谢综合征的发生和发展。合理的膳食干预对于体重管理、血糖调节、血脂控制以及血压降低具有积极作用，为提高患者的生活质量提供了科学可行的途径。然而，膳食干预仍需因人而异，个体的健康状况、文化习惯等因素都需要被充分考虑。研究还需深入探讨不同膳食模式对代谢综合征的影响，并结合临床实践不断优化膳食干预策略，为人们的健康保驾护航。具体的解决办法包括：

（1）个体化干预：利用个体的遗传信息和代谢状态，发展个体化的膳食干预策略。通过基因检测和代谢指标监测，可以为每个人量身定制膳食计划，提高干预效果。

（2）文化适应性：在设计膳食干预策略时，考虑到不同文化的饮食习惯和食材，制定灵活的膳食方案。与当地饮食专家和社区合作，确保干预方案与当地文化相融合。

（3）技术支持和监测：利用移动应用程序、智能穿戴设备等技术手段，提供持续的饮食监测和反馈。这有助于参与者更好地跟踪饮食情况，促使他们保持膳食纪律。

（4）科学结论的指导：充分应用本研究获得的靶向膳食干预因子功能及使用剂量，对代谢综合征患者依据个体的代谢指标进行科学的指导，并辅以长期跟踪观察，将有助于进一步精准提升患者的生理指标，提高其生活质量。

1.4　研究内容、方法及技术路线

1.4.1　研究内容

明确膳食功能因子对不同代谢综合征患者肠道微生态的影响和健康作用的方式，提出肠道菌群微生态靶向调节与健康干预方案。探讨代谢综合征肠道微生态特征与健康的相互关系，达到通过膳食干预靶向调节肠道微生态以控制疾病发生发展的目的。

1.4.2　研究方法和技术路线

1.4.2.1　数据搜索与整合

通过多数据库搜索和大数据整合：

（1）针对多种代谢综合征相关的实验动物模型（正常动物、免疫抑制动物、糖尿病动物模型、高血压动物模型、预防性或治疗性脂代谢紊乱动物模型等）评价分析功能因子、肠道菌群极其重要代谢产物的肠道发育、免疫调节、降脂降压降糖等生理功能,挖掘具有保健作用的功能因子、新型人体肠道有益菌,同时通过代谢组学、转录组等多组学结合的手段,确定与生理功能相关的关键基因。

(2)针对多种代谢综合征的临床治疗数据进行单因素及多因素 Meta 分析,研究膳食功能因子益生元、益生菌及植物提取物对不同类型代谢综合征的特异作用,确定其与代谢综合征治疗性调节的相关性及有效性,确定合理的复配方案和使用剂量,形成客观可行的临床使用指导方案。

1.4.2.2 代谢综合征靶向膳食干预研究

根据国际糖尿病联盟制定的代谢综合征标准进行严格筛选,进行健康人群、代谢综合征人群体重、腰围、甘油三酯、胆固醇、空腹血糖、血压等生理指标的测定。采用定量食物频率问卷,对健康人群和患者的膳食结构进行调查,通过高通量测序技术对样本粪便中的微生物多样性进行测序。将健康人群和代谢综合征患者的肠道微生态特征与膳食特点做相关性分析,找到膳食结构与代谢紊乱之间的关系。对代谢综合征人群进行膳食功能因子或营养健康食品的干预,对比干预前后的肠道微生态变化规律,同时再次对相关健康指标进行检测。发掘膳食功能因子或营养健康食品对代谢综合征人群肠道微生态的调控作用。

本研究的技术路线图详见彩图Ⅲ。

1.5 预期经济效益和社会效益

本书从健康管理的角度,研究靶向膳食干预代谢综合征的效果,以期获得具有社会应用价值的代谢综合征靶向膳食干预风险评价和管理模式。本书采用统计学思想,依据循证医学原理,运用 Meta 分析方法评价不同靶向膳食干预方案改善代谢综合征患者生理病理指标的效果,不仅能为代谢综合征的临床治疗提供医学上的依据,还能在管理学角度引导膳食因子食品/保健品的合理使用,促进大健康产品市场的良性运转。本书契合"健康中国 2030"的需求,有一定的实际应用价值。

1.6　本书的架构

本书共包含 10 章，其中：

第 1 章、第 2 章论述靶向膳食干预的理论基础、膳食功能因子的分类及其作用机制；

第 3 章论述代谢综合征的定义和临床指征、传统治疗策略和膳食干预策略；

第 4 章系统论述膳食功能因子及其作用机制；

第 5 章到第 8 章分别论述糖尿病、肥胖、脂肪肝和高尿酸血症的靶向膳食干预策略；

第 9 章介绍 Meta 分析的原理和方法，并将其应用到 2 型糖尿病和非酒精性脂肪肝的靶向膳食干预中获得干预方案有效性的结论；

第 10 章阐述 2 型糖尿病的发生发展与肠道微生态的关联，以及一项基于动物模型的合生元靶向膳食干预治疗 2 型糖尿病的效果研究。

第 2 章　理论基础与作用机制

2.1　健康干预

2.1.1　健康干预的定义

20 世纪末世界卫生组织(WHO)提出了:"21 世纪的医学研究不应以疾病为重心,应当以人类的健康作为医学的主要方向。"当前全球范围内的医学模式与发展由"以治病为目标的对高科技的追求"转向"预防疾病和维持健康",在《国家中长期科学和技术发展纲要(2006—2020)》中将"人口与健康"作为国内医学重点研究领域之一,提出疾病的防治重心转移,坚持"预防为主,促进健康和防治疾病相结合"的方针,着重研究预防和早期诊断关键技术。医疗卫生事业的导向由医疗转至预防,从疾病治疗转向健康促进和健康管理。

现代健康管理起源于美国,是指一种对个人或人群的健康危险因素进行全面管理的过程。实践证明,现代健康管理能有效提高健康水平和降低医疗保险的开支,随后西方其他国家开始效仿并从中受益。自我国改革开放以来,经济领域实现跨越式发展,取得了举世瞩目的成就,然而人口老龄化进程也在加快,肥胖、糖尿病、高血压等相关非传染性疾病比例迅速上升,慢性相关危险因素流行日益严重,人们的健康观念和现有的医疗卫生服务模式已无法满足日益增长的健康需求。于是健康管理成为解决卫生瓶颈的最优策略(张思超,等,2014)。

健康管理重在健康干预,健康干预是健康管理的关键步骤。健康干预是指对影响健康的不良行为、不良生活方式及习惯等危险因素以及导致的不良健康状态进行综合处置的医学措施与手段，创造有利于健康的环境，改变人们的行为，降低危险因子水平，达到预防疾病和促进健康的目的，包括健康咨询与健康教育、营养与运动干预、心理与精神干预、健康风险控制与管理以及就医指导等。（中华医学会健康管理分会，中华健康管理学杂志编委会；2009）

2.1.2　健康干预的特点和方法

2.1.2.1　健康干预的主要特点

根据健康管理的目标要求，健康干预的特点主要有以下几个方面（郭永胜，2015）：

1. 个性化定制

随着大数据时代的到来，数据已经逐渐渗透到各行各业，健康产业需要依靠众多信息化手段来不断构建和完善健康服务平台，人们关注的自身健康问题得到科学的指导和求助，通过大数据收集健康风险因素和健康情况的一系列信息，医疗人员在此基础上对目标人员或者特定群体的特点和需求定制有针对性的健康指导方案，从饮食、运动和心理等多方面实施干预，从而实现人们疾病健康的自我管理和科学调整，推进健康促进建设，普及"定制式"健康管理服务。

2. 阶段性与层次性

从健康的概念来看，健康不仅是个人身体素质的体现，也是社会发展和个人生活的资源。因此，健康干预的最终目标涉及对干预对象整个生命过程的管理，体现为个人的身心健康发展，人们积极主动地调护健康，熟练运用健康管理综合服务平台的医疗服务等，而这些目标的实现不是一蹴而就的，需要长期逐步建立和完善，在不同时期要具体到各个阶段并逐步实施；同时，要看到目前地方差异性经济发展水平、所处社会和生态环境的迥异以及每个人健康水平和健康素质的差异等，需知悉存在不同层次人群的不同水平的干预管理差异。

3. 分级与统筹管理

健康干预管理是一个庞大而复杂的工程，并非靠某个医生或者专家就能独自完成，需要不同专业人员根据自己所长进行相关层面的干预管理，即分级管理，各级管理目标的完成有机整合从而实现健康管理的最终目标；同时各级需要始终围绕个人或群体的整体情况进行，即需要在整体框架下具体实施各个分级的作业，因此需要整体统筹，以加强分级管理之间的协调性。

4. 可行性与适宜性

一般来说，患者的疾病发展周期较长，是从健康状态转到低危状态，再到高危状态，再到发生早期改变出现临床特定症状，而在一些慢性病中，这些过程需要好几年甚至数十年的时间，其间的变化多数不易被察觉，早期阶段也无明显界限。此外，多数疾病危险因素是可控制因素，如世界卫生组织指出，高血压、高血脂、肿瘤等疾病的高发，与缺乏锻炼、营养不均衡、饮酒吸烟等不良习惯密切相关，虽然由此引起的疾病目前在医学发展情况下难以治愈，但都属于可预防与可控制的疾病。因此在被诊断为疾病之前进行针对性的预防干预，是有极大可能成功阻断、延缓甚至逆转疾病的形成，从而实现健康的维护。

2.1.2.2 健康干预的方法

对健康的干预并非传统的疾病治疗方式，需要从多方面进行开展，具体包括以下几个方面：

1. 营养干预

根据患者所处年龄段的生理特点和所患慢性病的区别，通过干预饮食，达到预防及治疗患者的目的。比如老年人消化和代谢功能减退，表现为牙齿脱落、消化液分泌减少、胃肠道蠕动缓慢等，使得机体对营养成分吸收利用下降，故而食物要粗细搭配、松软易于消化，且膳食中含足够多的营养素，同时要从各方面保证饮食质量、进餐环境和进食情绪等，以促进其身心健康，提高生活质量。

2. 运动干预

通过进行适当体力运动，以增强机体功能，使个人或群体形成一种健康的生活方式，由消极状态转化到积极状态的过程。通常来说，体力活动是一种非药物依赖、经济、安全、有效的措施，通过骨骼肌收缩引起能量消耗。提倡体力活动已成为许多国家提高全民健康水平和预防慢性病的一项重要举措。

3. 心理干预

慢性病由于病程长、见效慢、易反复，患者要经受疾病长期消耗折磨，不仅在生理上受到很大的影响，在心理上同样也会受到影响，逐渐显现出悲观、失落、疑心重等病态心理，会直接影响到患者的治疗效果，对疾病的转归和身心健康产生负面效应。对于患者，医务人员首先应积极治疗原发疾病，然后使用认知疗法帮助病人正确认识和对待疾病，树立信心，同时开展适宜的文娱和体育活动，排解躯体和精神压力。

4. 中医养生干预

中医养生干预指通过各种中医方法颐养生命，增强体质，预防疾病，从而达到延年益寿的一种医学活动，传统养生技能主要有针灸、推拿、刮痧、拔罐等。中医的理念里讲究"天人合一"，传统中医学认为人体和大自然是相同的，季节气候、昼夜晨昏、日升月落、地理环境等各种变化都会对人体产生直接影响，进而影响人的情绪、气血、脏腑以及疾病健康状态，掌握四时六气的变化规律和特点，顺应自然，保持人体内外协调，才能达到养生保健防病的目的。

2.1.3 健康干预的实施意义

健康干预在预防疾病、减少医疗费用等方面起到积极作用。

1. 降低疾病风险

通过健康干预能有效控制健康危险因素，降低疾病风险，对一般人群的健康干预能够充分发挥一级预防的作用，从而有效预防和控制疾病。世界卫生组织（WHO）研究报告表明：人类有 1/2 的疾病通过预防保健就可以避免，有 1/2 的疾病则可通过早期诊断及时发现而得到有效控制，近 1/3 的疾病通过积极有效的医患沟通能够提高治疗效果①。

2. 控制疾病进展

健康干预在有效降低疾病风险的同时，对病人群体的早期干预可以有效控制病情进展和并发症的出现。美国的健康管理经验证明，通过有效的主动预防与干预，健康管理服务的参加者按照医嘱定期服药的概率提高 50%，其医生能开出更为有效的药物与治疗方法的概率提高 60%，能使健康管理服务对象的综合风险降低 50%（张晓燕，等，2010）。

---

① 第 66 届世界卫生大会 A66/8 临时议程项目 13.1：全球非传染性疾病预防控制综合监测框架和目标草案。2013.3.15

3. 减少医疗费用

疾病一级预防和早期干预是疾病控制的有效和高性价比手段，通过对一般人群和病人群体的健康干预，可以明显减少医疗费用和降低健康损失。数据证实，在健康管理方面投入1元，相当于减少3~6元医疗费用的开销。如果加上劳动生产率提高的回报，实际效益可达到投入的8倍(陈琴，等，2014)。

2.2 膳食干预

2.2.1 膳食干预的起源和发展

早在上古时代，人类祖先就已知道从自然界食物中获取能量以抵御饥寒和维持身体健康，如草本植物、动物肉类、水果等。我国自古以来就有"医食同源"的说法，《黄帝内经》提出了"五谷为养、五果为助、五禽为益、五菜为充，气味合而服之，以补精益气"的膳食平衡理念。在唐朝时期，药王孙思邈在其著作《千金方》中提出了"食疗"的概念，强调饮食在治疗中的作用，例如用含碘丰富的动物甲状腺(鹿靥、羊靥)治疗甲状腺肿，用动物肝(羊肝、牛肝)治疗夜盲症，用赤小豆、乌豆、大豆等治疗脚气病，常吃用谷皮(楮树皮)煮的粥可预防脚气等。这些学说站在哲学的高度阐述饮食与健康的关系。

1785年，法国发生"化学革命"，建立了定量、科学的化学元素分析方法，膳食营养学初具雏形。到19世纪中叶，除去战争直接导致的人员伤亡，粮食短缺、营养匮乏等造成的间接死亡率也居高不下。自1945年起，就有学者发现并系统研究由营养素缺乏引起的疾病及其机制，开始关注营养问题对人类健康的危害，并建立了膳食指南。1970年以后，慢性病的世界大流行引起国际社会对公共健康问题的关注，公共卫生营养学应运而生。随着现代分子生物学和基因组学的发展，膳食营养学研究更加深入，开始从分子层面研究膳食因子与人类个体之间的相互作用，见图2-1。

2.2.2 膳食干预的步骤和管理

根据健康管理和医疗人员的指导，膳食干预需根据不同的干预对象视具体情况实施，其大致可按照下面的步骤来开展。

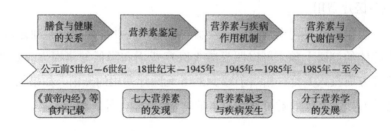

图 2-1　膳食干预的起源发展年代史(李斌, 2000)

2.2.2.1　膳食干预步骤

膳食干预的步骤具体如下(见图 2-2):

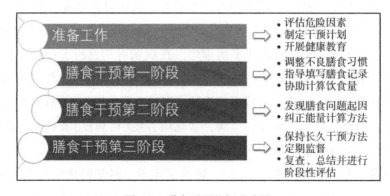

图 2-2　膳食干预的标准步骤

1. 准备工作

具体方法包括告知管理对象自身存在的危险因素和为之制订的干预计划的内容、计划执行时间和执行中的困难。采用健康课程、宣传资料等方式开展健康教育。指导膳食记录表格的填写、指导管理对象使用能量监测仪进行能量监测与记录。

2. 开展膳食干预的第一阶段

具体方法和工作任务包括发现目标管理对象不良的膳食习惯、指导并协助填写记录表,帮助计算并准确记录饮食量,充分利用生活中的计量容器定量控制饮食。

3. 开展膳食干预第二阶段

具体方法和工作任务包括不断发现干预对象的膳食问题和产生的原因，分期分批地进行纠正，并指导掌握家庭共同就餐能量的计算方法，强调科学膳食。

4. 开展膳食干预的第三阶段

具体方法和工作任务包括鼓励目标管理对象保持长久的干预方法，定期监督，确定复查时间、总结并进行阶段性评估。

2.2.2.2 膳食干预的管理策略

膳食干预的管理策略如图 2-3 所示，详细如下：

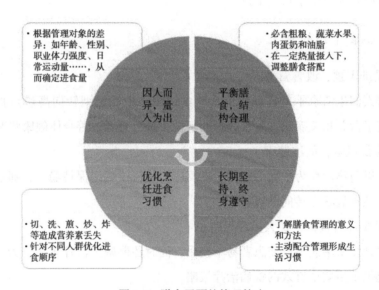

图 2-3 膳食干预的管理策略

（1）因人而异，量入为出。

根据不同人群年龄、性别、职业体力劳动强度、日常身体活动量和体育运动量、患有不同慢性病的情况和病情发展程度等，估计其消耗的热量，从而确定进食量。

（2）平衡膳食，结构合理。

膳食中必须包含谷物薯类、蔬菜水果、肉蛋奶类及油脂类 4 大类，不可偏废。在总热量确定的情况下，根据个人情况适当调整膳食搭配，要达到防止慢性病的同时还要保证机体正常生理功能需要的目标。

（3）优化烹饪进食习惯。

食物加工和烹饪过程中会造成一定的营养素丢失，适当改善不科学的操作方法可以提升营养素的摄取量。在进食方面，针对不同人群，提出更加具体科学的方式，比如肥胖患者在就餐时可以先喝清淡少油的汤汁，然后吃少许蔬菜后摄入含蛋白质和脂肪的食物，这样能达到增加饱腹感、减少食物摄入的效果。

（4）长期坚持，终身遵守。

膳食管理需要长期坚持方能达到促进健康的目的，首先要求管理对象了解膳食管理的意义和方法，主动配合膳食管理，进而形成既定的生活习惯，最终收到良好的效应后才会乐于长期坚持。

2.2.3　膳食干预的意义

1. 精准干预，改善营养

随着人们生活水平的不断提高，膳食结构已由温饱型转向高热量食品过剩型，引起了营养相关疾病多发。合理的膳食干预可有效改善身体健康状况。

2. 降低风险，促进健康

减少以药物治疗为主而引起的不良反应，使机体代谢保持稳态，通过机体的自我调节从疾病状态转向健康状态。

3. 减少经济负担，扩大治疗思路

通过食疗来治病不仅使患者易于接受，同时还能减少治疗负担，为未来的医疗卫生提供了更安全有效的疾病治疗策略。

2.3　靶向膳食干预健康的理论基础

2.3.1　靶向膳食干预的定义

根据功能食品的国家标准，靶向膳食干预指的是通过膳食中含有的某一种或多种特殊功能因子或活性成分靶向疾病发病过程中的分子靶标进行靶向调节，实现阻止、减缓甚至抑制疾病的发生发展，从而达到膳食功能成分稳态化以及靶向递送。从属性上来看，靶向膳食既不是药品，也不是普通食品，更有别于传统保健品。它以食品原料严格筛选组方而成，完全符合国家食品安全法规的要求，无药用成分，也无药物的毒副作用；而且所筛选的膳食中功能因子具有明确的靶向性，同时成品中将此类成分进行充分富集，不同于普通食品以满足基本能量和口感为目的的设计理念。

2.3.2 靶向膳食干预的理论基础

靶向膳食干预的理论研究，主要从膳食与疾病、膳食功能成分的鉴定和膳食代谢信号网络三个方向开展，如图 2-4 所示。

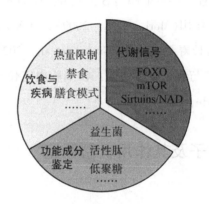

图 2-4 靶向膳食干预的理论基础

1. 膳食与疾病

从 20 世纪上半叶以来，科学家们就已经开始研究衰老和寿命限制这一大挑战，在 1939 年通过卡路里限制（又称热量控制），即限制能量摄入，观察到可以延长大鼠寿命，在随后多种物种中也证实了这一发现，此外饮食限制不仅增加寿命，还能抑制与衰老相关的疾病如肿瘤、心血管疾病、2 型糖尿病等发病。给予高血糖糖尿病患者含高膳食纤维的碳水化合物饮食，可有效改善糖尿病状况。另外一种膳食模式间歇性禁食不仅能有效减轻体重，还能促进新陈代谢、改善身体健康状况和提高睡眠质量（Wu et al.，2022）。

2. 膳食功能成分鉴定

随着分析化学的建立，科学家们逐渐认识到食物与人体基本化学元素的组成关系，通过建立食物成分的化学分析方法和实验动物方法，明确了诸多营养素缺乏和过剩引起的代谢疾病，并系统研究这些营养素引起的疾病的机制，使得对膳食与疾病之间联系的认识逐渐清晰。如土豆块茎含丰富的膳食纤维，膳食纤维被发现具有促进肠道蠕动、保护肠道损伤、预防结肠癌以及通便排毒作用等（Makki，et al.，2018）。

3. 膳食代谢信号网络

随着分子生物学领域的快速发展，对于膳食成分与疾病之间的机制研究得更加深入，开始从分子水平的微观角度去解释疾病表象背后的具体调节网络，如mTOR 参与营养代谢调控，能调节胰岛 β 细胞分泌胰岛素，对于 β 细胞功能和机体血糖控制发挥着重要作用（Mori，et al.，2009）；FOXO 调节细胞生长发育，在正常情况下对于机体的长寿至关重要（Green，et al.，2022；Kudryashova，et al.，2022）；Sirtuins/NAD 参与衰老长寿调控，在细胞内定位于线粒体，对于线粒体的质量控制至关重要（He，et al.，2022）。

2.4　膳食功能因子及其作用机制概览

2.4.1　膳食功能因子的定义

根据国家标准《保健（功能）食品通用标准》（GB 16740—1997），能通过激活酶的活性或其他途径，调节人体机能的物质，称为功能因子。功能因子是在功能膳食中真正起生理作用的成分，具有明确的天然功效，并被科学证实具有调节人体生理功能的作用。

2.4.2　膳食功能因子的分类和作用机制

从目前国内外关于食品功能因子的分类方法来看，主要有以下两种分类方式：①根据食品功能因子的化学结构分类；②根据食品功能因子的生理功能分类。

因为膳食功能因子往往不止一种生理功能，许多已报道的生理功能还需要进一步确认，所以本章按照化学结构将膳食功能因子分为八大类（李志勇等，2005），它们的作用机制详见表 2-1。

表 2-1 膳食功能因子的作用机制

分类	效应	作用机制
功能性多糖—膳食纤维	减少机体能量摄入	肠溶液黏度上升，葡萄糖的有效浓度显著降低，α-淀粉酶对淀粉的作用受到影响，葡萄糖释放速率减慢
	改善便秘，利于减肥	促进胃排空和小肠蠕动，增加排便量，增加饱腹感
	降血糖血脂	胆固醇摄取量降低，胆固醇的排泄增强
	抗癌	减少致癌物在肠道内的停滞时间
	调节肠道菌群	增加有益菌群、减少有害菌群
	免疫调节功能	促进有益菌产生短链脂肪酸，抑制有害菌增殖，减轻炎症反应
功能性多糖—活性多糖	抗辐射损伤	调节 SOD 和 GSH-Px 酶活力
	免疫调节功能	增强免疫细胞杀伤、吞噬和趋化功能；促进免疫细胞成熟
	抗氧化衰老	增强 SeGSH-Px 的活性，减轻氧化应激
	抗肿瘤	诱导肿瘤细胞凋亡，激活免疫细胞
	降血糖血脂	减少肥胖相关基因如 FTO 蛋白表达
	抗感染	活化免疫细胞，激活抗感染免疫
功能性甜味剂	调节肠道菌群	促进有益菌增殖，增加短链脂肪酸生成，酸化肠道抑制致病菌生长
	润肠通便	促进胃酸分泌和小肠蠕动，加速食物消化，缩短排便时间
	减少龋齿	抑制口腔细菌生长和酸化，促进唾液分泌，促进牙齿再矿化
	调节血糖	不被机体分解成葡萄糖吸收，减少能量摄入，促进糖原合成

续表

分类	效应	作用机制
功能性甜味剂	增强机体免疫	调节肠道菌群，促进双歧杆菌等有益菌生长，激活免疫细胞
功能脂	抗癌	调控多种癌基因表达和凋亡相关蛋白活化，诱导癌细胞凋亡
	脂肪代谢	下调脂质合成酶表达，抑制脂质合成
	心血管疾病控制	抑制血小板聚集，降低血液黏度，抑制血栓形成
	免疫调节	调节免疫细胞增殖和分化，抑制炎症反应
	细胞生长	提供细胞生长和代谢的必要原料
活性肽	营养代谢调节	直接被小肠吸收，提供机体营养
	生长发育	促进骨细胞生成，加速骨组织生长
	免疫调节	活化免疫细胞，促进抗体生成
	信号转导	参与机体多种信号级联反应
植物活性成分	降血糖血脂	降低胆固醇、甘油三酯、低密度脂蛋白水平，升高高密度脂蛋白水平；抑制 α-D-葡萄糖苷酶活性，降低葡萄糖吸收
	抗炎抗氧化	阻断炎症通路激活，抑制炎症因子表达；直接结合自由基，增强抗氧化酶活性，清除自由基
	免疫调节	诱导免疫细胞增殖分化，增强细胞的免疫活性
维生素及其类似物	调节身体机能	促进机体多种重要物质如视黄素、激素合成
	脂质代谢	降低低密度脂蛋白氧化，抑制脂肪合成
	促生长发育	维持骨骼正常生长，促进机体对钙、磷的吸收
	增强免疫	保护皮肤和黏膜屏障，促进免疫细胞活化
	抗癌	抑制癌细胞增生，促使癌细胞凋亡
	抗氧化	与体内抗氧化酶协同作用清除自由基

分类	效应	作用机制
矿物元素	生长发育	构成机体组织重要成分,维持牙齿骨骼生长
	维持细胞渗透压 机体酸碱平衡	维持细胞半透膜对离子的浓度差 中和机体代谢产生的有机酸,形成钙盐排出体外
	调节呼吸和生物氧化	作为酶的活化因子参与多种生物功能
益生菌	抗癌	抑制、降解致癌物,产生活性代谢产物抑制致病菌生长
	抗氧化延缓衰老	螯合金属离子来抑制过氧化物产生;抑制 ROS 介导的氧化应激
	免疫调节	调节免疫细胞的功能
	营养代谢调节	产生多种水解酶,促进蛋白质、糖和脂肪的分解
	神经发育调控	刺激神经递质产生,调节神经营养因子和神经递质受体表达

2.4.2.1 功能性多糖

功能性多糖是指具有调节人体生理功能的非淀粉多糖化合物,广泛存在于动植物以及微生物细胞壁中,包括膳食纤维和活性多糖。

1. 膳食纤维

膳食纤维是指"凡是不能被人体内源酶消化吸收的可食用植物细胞、多糖、木质素以及相关物质的总和"。其生理功能有:

(1)防治便秘和痔疮。

膳食纤维体积大,可促进肠蠕动,减少食物在肠道中的停留时间,增加排便次数;膳食纤维还可在细菌发酵作用下被分解生成短链脂肪酸,随后被肠道上皮细胞当作能量利用产生二氧化碳,从而增加酸度和粪便量以及加速肠内容物在结肠内的转移,使粪便易于排出,降低了肛门周围的压力,使血液通畅,预防便秘和痔疮(丁新,等,2015)。

(2)增加饱腹感,控制肥胖。

肥胖与食物中能量摄入增加和体力活动减少有关。膳食纤维可增加食物在胃里的体积和黏稠度，从而增加饱腹感，减少食物摄入量，有助于控制体重；另外，膳食纤维还能与部分脂肪酸结合，使脂肪酸通过消化道而不被吸收（金建昌，2006；陆世广，2008；张艳荣，等，2013）。

（3）降低血脂，预防冠心病和胆结石。

高脂血症是冠心病发病的独立危险因素，高血脂会在血管内形成沉淀而导致动脉粥样硬化，尤其易在冠状动脉内形成冠状动脉粥样硬化性斑块，因此会引起冠心病、脑血管疾病。膳食纤维可结合胆固醇和胆酸，使其直接从粪便排出，从而抑制机体对胆固醇的吸收（雷丹，等，2022），有助于预防冠心病。此外，胆结石的形成与胆汁胆固醇含量过高有关，膳食纤维结合胆固醇促进胆汁的分泌和循环，因而可预防胆结石的形成（李怡歆，2008）。

（4）降低血糖，改善糖尿病。

高血糖是糖尿病的主要特征之一，黏性膳食纤维还可降低碳水化合物在肠内的吸收速率，防止餐后血糖迅速上升，减少胰岛素的分泌，有利于预防和改善糖尿病（王梦阳，2022；张向辉，等，2022）。

（5）改善肠道菌群，辅助抑制肿瘤发生。

膳食纤维能使双歧杆菌等有益菌活化、繁殖，产生有机酸，使大肠内酸性化，抑制肠内沙门菌、霍乱弧菌等致病菌的繁殖，还可吸收致病菌所产生的二甲基联氨、亚硝酸、胆酸等致癌物质，降低癌症的发生（Zheng, et al., 2014）。

（6）维护肠黏膜屏障。

研究发现，膳食纤维可促进肠绒毛增高和杯状细胞分泌黏液，此外还可促进肠上皮紧密连接蛋白的表达和分布，增加跨膜电阻，从而增强肠道理化屏障。通过抑制致病菌生长，降低肠道炎症，增强肠道免疫屏障（Koh, et al., 2016）。

（7）清除有毒有害物质，促进钙镁铁等矿物质吸收。

人体摄入的蛋白质在细菌分解后可产生吲哚、胺类、氨气、硫化氢等有害物质，膳食纤维可延缓这些有毒物质在小肠内的通过时间，将各种毒素吸附、稀释、包裹后排出体外。此外膳食纤维还可与矿物元素如钙、镁、铁等结合，形成可溶性化合物，从而增加肠道对矿物质的吸收率（Lattimer, Haub, 2010）。

2. 活性多糖

活性多糖是指具有某种特殊生理活性的多糖化合物，按来源可分为动物性多

糖、植物性多糖、微生物多糖。其生理功能有:

1)免疫调节功能

活性多糖可以增强个体的天然免疫机能,如柴胡多糖通过调节巨噬细胞钙离子浓度和钙调控相关通路,从而增强巨噬细胞吞噬和趋化功能(蒋龙,2010);白花蛇舌草多糖可显著增强免疫抑制小鼠自然杀伤细胞的免疫功能(瞿俊勇,等,2015);有学者发现人参多糖 AGP 能够促进骨髓源树突状细胞(BMDCs)表面关键分子 MHC Ⅱ、CD80、CD86、CD83 和 CD40 表达升高,表明 AGP 能够促进 BMDCs 的成熟(Wang et al. 2013)。除了能增强固有免疫细胞效能外,活性多糖也被发现对调节适应性免疫应答具有重要作用。Feng H 等人发现川牛膝多糖可以增强小鼠对卵清蛋白的特异性免疫应答,显著增强特异性抗体的水平(Feng H,et al.,2014)。Fan Y P 等人将淫羊藿多糖和蜂胶复配后,作为佐剂与新城鸡瘟疫苗(NDV)共同免疫,可增加鸡抗中和抗体滴度,增强淋巴细胞增殖反应(2010)。

2)抗肿瘤作用

活性多糖作为一种免疫增强剂,其抗肿瘤作用表现在两个方面,即直接作用和免疫调节。前者表现为诱导肿瘤细胞凋亡,引起癌细胞周期阻滞,干扰胞间信号传导进而抑制肿瘤细胞的生长,后者表现在能显著激活免疫细胞,增加细胞因子的分泌,杀伤癌细胞(李晓冰,等,2010)。

3)抗氧化和延缓衰老

例如云芝多糖可增强巨噬细胞含酒谷胱甘肽过氧化物酶(Se-GSHPX)的基因表达增强 Se-GSHPX 的活性,同时还具有清除超氧阴离子、自由基过氧化氢及其他活性氧的作用(庞战军,1999)。研究表明,黄芪纯化多糖具延缓衰老、清除自由基、减轻氧化应激和改善机体氨基酸、脂质代谢等功能(张宝,2022)。

4)降血脂、抗血栓

青钱柳多糖显著提高 3T3-L1 细胞 ATGL mRNA 表达水平,显著降低 HMG-CoA 还原酶 mRNA 表达水平,显著减少脂肪量和肥胖相关基因 FTO 蛋白表达,起到降脂功效(傅凌韵,2013);羊肚菌多糖(MCP)通过降低血小板活化、降低血小板和内皮细胞的氧化应激、抑制单核细胞与内皮细胞的黏附,从而抑制血栓形成(陈贵兰,2022)。

5）降血糖

薏苡仁多糖能够显著提高胰岛素抵抗模型 HepG2 细胞的葡萄糖消耗能力，改善细胞的胰岛素抵抗状态（王春霞，2022）。此外有发现黄连须多糖（CRFP）能显著降低糖尿病小鼠的空腹血糖水平，能改善糖尿病以及糖尿病引起的血脂代谢紊乱（田谷正男，等，2023）。

6）抗辐射和增强骨髓造血功能

玉米花粉多糖提取物能够调节机体超氧化物歧化酶（Superoxide，SOD）和谷胱甘肽过氧化物酶的活力，减轻小鼠经辐射引起的氧化损伤（任佩佩，2011）。来源于中草药珠子参的多糖提取物 PJPS1-A 能够促进血虚模型小鼠造血功能和免疫功能的恢复（张红，2015）。

7）抗感染和损伤

活性多糖通过激活个体的免疫应答来增强抗感染能力。甘草多糖对多种病毒均具有抑制作用，猪苓多糖具有抗乙肝病毒 HBV 的活性（刘小燕等，2006）。活性多糖还能通过多种机制发挥抗肝损伤的功能（李梅林，等，2022；刘晶晶，2020；王蓉，等，2021）。

2.4.2.2　功能性甜味剂

功能性甜味剂是指具有特殊生理功能或特殊用途，对人体健康起有益的调节和促进作用，且无毒副作用的食品甜味剂，可理解为具有生理功能的蔗糖替代物。其包含 4 大类：功能性单糖、功能性低聚糖、多元糖醇和强力甜味剂。①功能性单糖是具有特殊功效的单一糖类碳水化合物，多是自然界天然存在的组分，常见的功能性单糖有果糖、果葡糖浆、L-单糖等；②功能性低聚糖是由 2~10 个单糖通过糖苷键连接形成直链或支链的低度聚合糖，它们在人体肠胃道内不被消化吸收而直接进入大肠内为双歧杆菌所利用，功能性低聚糖包括低聚异麦芽糖、低聚半乳糖、低聚果糖和大豆低聚糖等；③多元糖醇是指糖原本的还原性羰基经过加氢形成羟基的一类化合物，如木糖还原成木糖醇、葡萄糖可还原成山梨糖醇、果糖还原成甘露糖醇等；④强力甜味剂则指的是甜度远高于蔗糖的天然提取或合成的蔗糖替代品，如阿巴斯甜、三氯蔗糖、糖精、甜蜜素等。功能性甜味剂的生理功能有：调节肠道微生态、润肠通便、抗牙龋齿、调节血糖血脂和增强机体免疫(于新，等，2015)。

2.4.2.3 功能性脂类

脂类在人体膳食中地位至关重要，是人体能量的重要来源之一，主要包括不饱和脂肪酸、磷脂和胆碱等。其中磷脂是生物膜的重要组分，对生物活性和机体正常代谢具关键调节作用；胆碱除构成生物膜外，还参与大脑发育、神经信号传递和脂肪代谢；多不饱和脂肪酸 ω-6 和 ω-3 系列亚油酸是人体必需脂肪酸，与人体心血管疾病控制、免疫调节、细胞生长以及抗癌息息相关(于新，等，2015)。

2.4.2.4 氨基酸、多肽与蛋白质

氨基酸是多肽和蛋白质的基本组成单位，是人体必需的营养物质，机体缺乏任一种氨基酸都严重影响代谢；此外，机体许多重要的酶和激素都是蛋白质或多肽，如胰蛋白酶、胃蛋白酶、溶菌酶、调节肽、胰岛素等，它们参与机体营养代谢调节、生长发育、免疫调节和信号转导(于新，等，2015)。

2.4.2.5 维生素及其类似物

维生素是维持人体正常物质代谢和某些特殊生理功能不可缺少的低分子有机物，无法体内合成须从外界补充，包括水溶性维生素(B 族和 C 族)和脂溶性维生素(A、B、D、E 以及 K 族)两大类。维生素不构成机体组分，也不能提供能量，但对人体具有重要调节作用，包括维持机体正常生理功能、促进身体发育、调节物质代谢、提高免疫力(王莉，2018)。维生素类似物是指具有维生素的某些特性，但不具备必需性，大部分能在体内合成，包括肌醇、L-肉碱、潘氨酸、生物类黄酮等，这类膳食因子作用广泛，能调节身体机能、增强身体活力、抗癌、促生长发育、脂质代谢、增强免疫、抗氧化、抗感染，等等(Surdu, et al., 2021; Taha et al., 2021)。

2.4.2.6 矿物元素

除 C、H、O、N 主要以有机化合物形式存在外，其余均称为无机盐或矿物质，矿物质和维生素一样是人体必需的元素，且无法自身产生合成，按食物中矿

物质含量大小可分为：常量元素(钙、磷、硫、钾、钠、镁、氯)和微量元素(又称痕量元素，目前已知有 10 多种必需微量元素，如铁、锌、铜、碘等)。矿物元素大致有以下功能：构成机体组织的重要成分，维持神经和肌肉兴奋，维持细胞渗透压和机体酸碱平衡，调节特殊生理功能(如呼吸、生物氧化)和构成酶的活化因子(于新，等，2015)。

2.4.2.7　植物活性成分

植物活性成分是指构成植物体内的物质(除糖类、蛋白质类、脂肪类等必要物质外)以及次级代谢产物的总和，这些物质对人体以及各种生物具有生理促进作用，如皂苷、生物碱、萜类化合物、黄酮类化合物、有机硫化物等。其生理作用包括：降血压、降血糖、降血脂、抗氧化、抗炎、免疫调节 (Gong et al., 2022；Manzoor et al., 2023)。

2.4.2.8　益生菌

益生菌是指通过定殖在人体内，改变宿主某一部位菌群组成的一类对宿主有益的活性微生物。通过调节宿主黏膜与系统免疫功能或通过调节肠道内菌群平衡，促进营养吸收保持肠道健康的作用，从而产生有利于健康作用的单微生物或组成明确的混合微生物，主要是乳酸菌类、乳杆菌和酵母菌等。益生菌的生理作用目前尚未完全表征，已发现具有以下生理功能：减肥、抗炎、抗癌、抗氧化延缓衰老、免疫调节、营养代谢调节以及神经发育调控(Kerry et al., 2018；Latif et al., 2023；Ma et al., 2023)。

本章参考文献

[1] Campisi, J., Kapahi, P., Lithgow, G. J., et al. From discoveries in ageing research to therapeutics for healthy ageing[J]. Nature, 2019, 571：183-192.

[2] Fan, Y. P., Hu, Y. L., Wang, D. Y., et al. Epimedium polysaccharide and propolis flavone can synergistically stimulate lymphocyte proliferation in vitro and enhance the immune responses to ND vaccine in chickens[J]. International Journal

of Biological Macromolecules, 2010(47): 87-92.

[3] Feng, H. B., Du, X. G., Liu, J., et al. Novel polysaccharide from Kuan can improve immune response to ovalbumin in mice [J]. International Journal of Biological Macromolecules, 2014, 65: 121-128.

[4] Gong, X., Yang, M., He, C., et al. Plant Pharmacophylogeny: Review and Future Directions[J]. Chin J Integr Med, 2022(28): 567-574.

[5] Green, C. L., Lamming, D. W., Fontana, L. Molecular mechanisms of dietary restriction promoting health and longevity[J]. Nat Rev Mol Cell Biol, 2022, 23: 56-73.

[6] He, L., Wang, J., Yang, Y., et al. Mitochondrial Sirtuins in Parkinson's Disease[J]. Neurochem Res. 2022, 47: 1491-1502.

[7] Kerry, R. G., Patra, J. K., Gouda, S., et al. Benefaction of probiotics for human health: A review[J]. Journal of Food and Drug Analysis, 2018, 26: 927-939.

[8] Koh, A., De Vadder, F., Kovatcheva-Datchary, P., et al. From Dietary Fiber to Host Physiology: Short-Chain Fatty Acids as Key Bacterial Metabolites[J]. Cell, 2016, 165: 1332-1345.

[9] Kudryashova, T. V., Dabral, S., Nayakanti, S., et al. Noncanonical HIPPO/MST Signaling via BUB3 and FOXO Drives Pulmonary Vascular Cell Growth and Survival[J]. Circulation Research, 2022, 130: 760-778.

[10] Latif, A., Shehzad, A., Niazi, S., et al. Probiotics: mechanism of action, health benefits and their application in food industries[J]. Frontiers in Microbiology, 2023, 14: 1216674.

[11] Lattimer, J. M., Haub, M. D. Effects of Dietary Fiber and Its Components on Metabolic Health[J]. Nutrients, 2010, 2: 1266-1289.

[12] Ma, T., Shen, X., Shi, X., et al. Targeting gut microbiota and metabolism as the major probiotic mechanism-An evidence-based review[J]. Trends in Food Science & Technology, 2023, 138: 178-198.

[13] Makki, K., Deehan, E. C., Walter, J., et al. The Impact of Dietary Fiber on Gut Microbiota in Host Health and Disease[J]. Cell Host & Microbe, 2018, 23:

705-715.

[14] Manzoor, A., Yousuf, B., Pandith, J. A., et al. Plant-derived active substances incorporated as antioxidant, antibacterial or antifungal components in coatings/films for food packaging applications [J]. Food Bioscience, 2023, 53: 102717.

[15] Mori, H., Inoki, K., Opland, D., et al. Critical roles for the TSC-mTOR pathway in beta-cell function [J]. American Journal of Physiology Endocrinology and Metabolism, 2009, 297: E1013-1022.

[16] Surdu, A. M., Pinzariu, O., Ciobanu, D. M., et al. Vitamin D and Its Role in the Lipid Metabolism and the Development of Atherosclerosis [J]. Biomedicines, 2021, 9(2): 172.

[17] Taha, R., Abureesh, S., Alghamdi, S., et al. The Relationship Between Vitamin D and Infections Including COVID-19: Any Hopes [J]? Int J Gen Med, 2021, 14: 3849-3870.

[18] Wang, Z. Z., Meng, J. J., Xia, Y. J., et al. Maturation of murine bone marrow dendritic cells induced by acidic Ginseng polysaccharides [J]. International Journal of Biological Macromolecules, 2013, 53: 93-100.

[19] Wu, Q., Gao, Z. J., Yu, X., et al. Dietary regulation in health and disease [J]. Signal Transduction and Targeted Therapy, 2022, 7(1): 252.

[20] Zeng, H. W., Lazarova, D. L., Bordonaro, M. Mechanisms linking dietary fiber, gut microbiota and colon cancer prevention [J]. World Journal of Gastrointestinal Oncology, 2014, 6: 41-51.

[21] 陈贵兰. 羊肚菌多糖抗血栓活性及分子机制研究 [D]. 合肥: 合肥工业大学, 2022.

[22] 陈琴, 郭建, 肖俊辉, 等. 社会医疗保险支付社区卫生服务机构开展健康管理的必要性和可行性 [J]. 卫生软科学, 2014, 28: 447-449.

[23] 傅凌韵. 青钱柳多糖对 3T3-L1 脂肪细胞 CAP、ATGL、FTO 和 HMG-CoA 表达的影响 [D]. 南昌: 江西农业大学, 2013.

[24] 郭永胜. 中医健康管理理论体系构建研究 [D]. 济南: 山东中医药大学, 2015.

［25］蒋龙．柴胡多糖对小鼠腹腔巨噬细胞功能的影响［D］．上海：复旦大学，2010．

［26］金建昌．茭白壳中不溶性膳食纤维的研究［D］．杭州：浙江大学，2006．

［27］雷丹，李军胜，李书艺，等．莲藕可溶性膳食纤维与多酚复合物的稳定性及脂肪吸附活性研究［J］．中国食品学报，2022，22：31-39．

［28］李斌．中国食疗发展史探讨［J］．扬州大学烹饪学报，2000，3：23-25．

［29］李梅林，马文锦，王博，等．胶红酵母胞外多糖抗氧化活性及对药物性肝损伤的护肝机制［J］．食品与机械，2022，38：173-177．

［30］李晓冰，何小鹃，刘彪，等．甘草多糖对 H22 荷瘤小鼠的免疫调节作用［J］．中西医结合学报，2010，8：363-367．

［31］李怡歆．膳食纤维与人体健康［J］．中国科技信息，2008，13：201-204．

［32］李志勇，凌莉，王菊芳．功能食品中的功能因子［J］．食品科学，2005，26：622-625．

［33］刘晶晶．无瓣海桑果实多糖的初步表征、抗肝损伤作用及机制研究［D］．广州：广州中医药大学，2020．

［34］刘小燕，李朝品，刘群红．多糖抗感染作用的研究进展［J］．热带病与寄生虫学，2006，2：117-120．

［35］陆世广．超细大豆皮膳食纤维性质的研究［D］．武汉：武汉工业学院，2008．

［36］庞战军，陈瑗，周玫．云芝多糖对巨噬细胞 GPx 基因表达的影响［J］．生物化学与生物物理学报，1999，3：66-70．

［37］瞿俊勇，田梦，贺建华，等．白花蛇舌草多糖对免疫抑制小鼠的免疫调节作用研究［J］．中药材，2015，38：1942-1945．

［38］任佩佩．玉米花粉中抗辐射活性多糖的筛选与结构表征［D］．哈尔滨：哈尔滨工业大学，2011．

［39］沈剑峰．个性化健康医疗管理服务［M］．北京：人民教育出版社，2017．

［40］田谷正男，周鑫超，颉若童，等．黄连须多糖降血糖活性及结构表征［J］．中草药，2023，54：1825-1832．

［41］王春霞．薏苡仁多糖的提取及其降血糖活性研究［D］．长春：吉林大学，2022．

［42］王莉. 食品营养学［M］. 北京：化学工业出版社，2018.

［43］王梦阳. 香蕉皮膳食纤维的理化性质及其降血糖效果的研究［D］. 合肥：合肥大学，2022.

［44］王蓉，韩亮，赵戈蕾. 夏枯草硫酸多糖对异烟肼所致小鼠抗结核药物性肝损伤的保护作用及机制［J］. 临床消化病杂志，2021，33：242-245.

［45］于新，李小华，李奇林，等. 功能性食品与疾病预防［M］. 北京：化学工业出版社，2015.

［46］张宝. 黄芪多糖的分离纯化及其抗衰老活性研究［D］. 呼和浩特：内蒙古农业大学，2022.

［47］张红. 珠子参促进造血活性及其多糖分析研究［D］. 西安：西北大学，2015.

［48］张思超，郭栋，石作荣，等. 中医健康管理学理论体系模式构建［J］. 中华健康管理学杂志，2014，4：280-281.

［49］张向辉，罗磊，段雪莹，等. 高温蒸煮-复合酶法制备绿豆皮可溶性膳食纤维及体外降血糖作用研究［J］. 中国粮油学报，2022，37：59-66.

［50］张晓燕，唐世琪，梁倩君. 美国健康管理模式对我国健康管理的启示［J］. 中华健康管理学杂志，2010，5：315-317.

［51］张艳荣，魏春光，崔海月，等. 马铃薯膳食纤维的表征及物性分析［J］. 食品科学，2013，34：5.

［52］中华医学会健康管理学分会，中华健康管理学杂志编委会. 健康管理概念与学科体系的中国专家初步共识［J］. 中华健康管理学杂志，2009，3：141-147.

第 3 章　代谢综合征

3.1　代谢综合征的定义和临床指征

3.1.1　代谢综合征的定义

代谢综合征(Metabolic Syndrome，MS)是指人体的蛋白质、脂肪、碳水化合物等物质发生代谢紊乱的病理状态，是一组复杂的代谢紊乱综合征，是导致糖尿病、心脑血管疾病的危险因素(张承启，等，2022)。

其具有以下特点：

(1)多种代谢紊乱集于一身，包括肥胖、高血糖、高血压、血脂异常、高血黏、高尿酸、高脂肪肝发生率和高胰岛素血症，这些代谢紊乱是心、脑血管病变以及糖尿病的病理基础。可见糖尿病不是一个孤立的病，而是代谢综合征的组成部分之一。

(2)有共同的病理基础，多认为它们的共同原因就是肥胖尤其是中心性肥胖所造成的胰岛素抵抗和高胰岛素血症。

(3)可造成多种疾病增加，如高血压、冠心病、脑卒中，甚至某些癌症，包括与性激素有关的乳腺癌、子宫内膜癌、前列腺癌，以及消化系统的胰腺癌、肝胆癌、结肠癌等。

(4)有共同的预防及治疗措施，防治一种代谢紊乱，也就有利于其他代谢紊乱的防治。

3.1.2　代谢综合征的临床指征

代谢综合征的临床指征在不同标准和体系中略有不同，见表 3-1。

表 3-1　代谢综合征的诊断标准比较

标准来源	标准内容
世界卫生组织（WHO）	糖耐量或空腹血糖异常（IGT 或 IFG）或糖尿病）胰岛素抵抗 外加以下 2 个以上表现： 1. 血压：≥140/90mmHg（18.62/11.97）； 2. 甘油三酯（TG）：≥1.7mmol/L 和/或高密度脂蛋白胆固醇（HDL）：男性<0.9mmol/L；女性<1.0mmol/L； 3. 中心性肥胖：（腰臀比，男性：>0.90；女性：>0.85 和/或体重指数（BMI）>30）； 4. 微量白蛋白尿（尿白蛋白排泄率）≥20μg/min 或白蛋白/肌酸比值≥30mg/g）
美国国家胆固醇教育计划成人治疗组第三次指南（NCEP-ATPⅢ）	符合以下 3 个或 3 个以上条件 1. 中心性肥胖：腰围（WC）：男性>102cm，女性>88cm； 2. 甘油三酯（TG）：>1.69mmol/L； 3. 高密度脂蛋白胆固醇（HDL）：男性：<1.04mmol/L；女性：<1.29 mmol/L； 4. 空腹血糖：≥6.1mmol/L； 5. 血压：≥130/85mmHg（17.29/11.31）
中国	符合以下 3 个或 3 个以上条件 1. 血压：≥140/90mmHg（18.62/11.97）； 2. 空腹血糖：≥6.1mmol/L； 3. 甘油三酯（TG）：>1.69mmol/L； 4. 高密度脂蛋白胆固醇（HDL）：男性<0.9mmol/L，女性<1.04 mmol/L； 5. 中心性肥胖：腰围（WC）：男性>85cm，女性>80cm

标准来源	标准内容
国际糖尿病联盟(IDF)	1. 中心性肥胖(不同种族腰围有各自的参考值) 2. 合并以下四项指标中任两项: 甘油三酯(TG)水平升高: >150mg/dl (1.7mmol/l),或已接受相应治疗; 高密度脂蛋白-胆固醇(HDL-C)水平降低:男性<40mg/dl(0.9mmol/l),女性<50mg/dl(1.1mmol/l),或已接受相应治疗; 血压升高:收缩压≥130mmHg 或舒张压≥85mm Hg,或已接受相应治疗或此前已诊断高血压; 空腹血糖(FPG)升高:FPG≥100mg/dl (5.6mmol/l),或此前已诊断 2型糖尿病或已接受相应治疗。如果 FPG≥100mg/dl (5.6mmol/l)强烈推荐进行口服葡萄糖耐量试验(OGTT),但是 OGTT 在诊断代谢综合征时并非必要。

此外,还有欧洲胰岛素抵抗工作组(EGIR)和美国临床内分泌医师学会(AACE)等基于不同的出发点和适用目的,对代谢综合征的定义各有不同。

目前,国际糖尿病联盟(IDF)关于代谢综合征(MS)达成全球共识。

虽然代谢综合征的发病机制及其每一个组分错综复杂,但是许多研究都发现中心性肥胖和胰岛素抵抗是代谢综合征的重要致病因素(胡晓抒,郭志荣,2003)。

3.2　代谢综合征的传统治疗策略

3.2.1　代谢综合征的传统治疗方法分类

代谢综合征传统治疗方法主要集中在以下三个方面:

1. 减轻体重

(1)饮食调节合理饮食,控制总热卡量,减低脂肪摄入。对于 25≤BMI≤30

者, 给予每日 1200 千卡(5021 千焦)低热量饮食, 使体重控制在合适范围。

(2)运动锻炼, 进行适当体力活动和体育运动, 提倡每日进行轻至中等强度体力活动 30 分钟。

2. 减轻胰岛素抵抗

除减肥和运动外, 二甲双胍和胰岛素增敏药噻唑烷二酮类物都是临床常用的增加胰岛素敏感性的药物, 但两者治疗代谢综合征的作用机制存在很大差异。

3. 改善血脂紊乱

调脂治疗在代谢综合征中的作用也很重要, 常见药物有贝特类和他汀类。

3.2.2　代谢综合征治疗方法的效果比较

针对代谢综合征的治疗方法包括运动、手术、中医、药物和膳食干预等, 见图 3-1)。

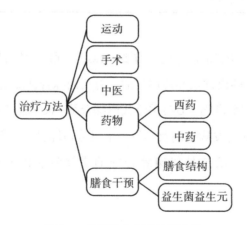

图 3-1　代谢综合征的治疗方法

不同治疗方法的效果比较如下:

1. 运动治疗

对超重或肥胖的 MS 患者来说, 摄入过多的能量与体育锻炼不足是导致超重和肥胖的主要因素。因此, 除了控制每日总能量及脂质的摄入以控制体重外, 进一步增加体育锻炼量以减轻体重也至关重要。近年来的研究发现, 规律参与体能训练对防治 MS 患者的高血压、糖耐量异常、高脂血症以及肥胖均有积极意义，与健康饮食共同进行有助于缩小腰围，降低身体质量指数（BMI），同时改善高脂血症，降低血压并减少血糖波动，维持内环境稳态。

另外，规律的运动可以改善心肺功能和代谢生物标志物，阻止代谢性疾病的发展。锻炼作为一种非药理工具，可以通过对抗肥胖相关的炎症反应、代谢功能障碍和血脂异常来保护心血管系统。运动通过调节基因表达和激活/失活信号通路中涉及的蛋白来改变脂肪因子水平，从而减少脂肪量（郭人嫣，等，2022）。

2. 手术治疗

Pories 等在 1995 年首次公开发表胃旁路手术有助于长期控制体重和血糖的结论。目前的研究证实，代谢手术可通过减少胃容积及改善胰岛素抵抗等机制在短期内减轻 2 型糖尿病患者体重，改善血糖波动。尽管代谢手术起效迅速，但手术导致的消化道结构改变可影响蛋白质及维生素等营养物质的消化吸收，并存在术后胃肠道动力障碍、远期术后并发症发生及严重营养不良的风险，因此目前仅推荐对生活方式干预和药物治疗无效的 MS 患者进行代谢手术治疗。

美国糖尿病学会在 2009 年发布的 2 型糖尿病治疗指南中正式将代谢手术列为 2 型糖尿病合并肥胖症的治疗措施之一，目前代谢手术主要包括以袖状胃切除术为代表的限制性手术、以胆胰分流术为代表的吸收不良性手术及以胃转流手术（Roux-en-Y gastric by pass，RYGB）为代表的限制联合吸收不良性复合手术。目前国内外专家普遍认为，即使患者的体重及机体代谢紊乱已通过代谢手术改善，术后依旧需要长期坚持监测血糖、血脂及其他微量维生素水平，以早期发现并干预可能存在的血糖、血脂紊乱及骨质疏松症等代谢相关并发症。

3. 中医治疗

有研究表明，中医药治疗代谢综合征与调节胰岛素信号，抗氧化应激，减轻机体炎症反应，降低游离脂肪酸生成，改善肠道菌群等多靶点作用有关。

目前，中医界各学者将代谢综合征归属于"脾瘅""消渴""胸痹"等范畴，中医认为其产生与先天遗传有关，又是后天多饮多食、肥胖少动的结果，一般认为该疾病的发病与肝、脾、肾三脏有关，多由痰浊、瘀血、郁热、毒邪、气血阴阳失调等因素所导致（何忠义，于澄，2022）。中医学在治疗代谢综合征患者的过程中，可更为全面地对疾病进行辨证，能够对机体各项功能进行整体调节，并在应用中医外治的同时，研制有效的中药注射液，可从多方面治疗代谢综合征，治疗方式方便、快速，且有着较好的临床效果。常用中医治疗方法有：①中医专方专药治疗；②针灸治疗；③中药注射液治疗；④穴位贴敷治疗；⑤艾灸治疗；⑥中医药结合治疗等。

4. 药物治疗

尽管调整饮食结果、加强体育锻炼及改善生活习惯有助于 MS 的防治，不少患者由于无法坚持节食或体能运动而在 MS 的防治进程中止步不前，甚至症状控制不佳导致进一步恶化。因此目前国内外研究认为，MS 的临床治疗需要运用多种药物以控制血压，降低血糖及血脂水平，改善机体营养素代谢及保持血压稳定。

二甲双胍类药物能够改善胰岛素抵抗，增加葡萄糖利用率，降低血糖水平并控制体重，因此中国糖尿病防治指南推荐使用药物将代谢综合征患者空腹血糖控制在 6.1mmol/L 以下，餐后血糖控制在 7.8mmol/L 以下，并使 HbA2<7.0%。除了稳定糖代谢外，控制高血压有利于降低代谢综合征患者的心血管疾病发病率。

5. 肠道菌群治疗

研究发现，肥胖及糖尿病患者的肠道菌群组成与丰度与健康人群存在显著差异，肠道菌群紊乱可通过多种机制影响机体能量平衡，诱发全身慢性炎症反应，在 MS 的发生发展过程中发挥重要作用（田也，等，2021）。因此肠道菌群调节逐渐成为研究重点。

此外，益生菌制剂在控制血糖、改善冠状动脉粥样硬化性心肌病及非酒精性脂肪肝等代谢性疾病中的应用也被验证。除肠道微生态制剂外，粪菌移植被用于治疗代谢综合征在动物实验取得了良好的结果，粪菌移植可以修复和重建紊乱的肠道菌群，进而改善正常的肠道菌群功能。

6. 膳食干预

世界卫生组织（WHO）、美国国家胆固醇教育计划成人治疗组第三次指南（NCEP ATP Ⅲ）提出的代谢综合征诊断标准以及中华医学会糖尿病分会提出的我国代谢综合征诊断标准均以中心性肥胖为核心，可见控制超重和肥胖是防治代谢综合征的关键。低密度脂蛋白、总胆固醇水平升高及高密度脂蛋白降低是代谢综合征中脂质代谢紊乱的常见表现，限制能量及胆固醇摄入有助于控制高胆固醇血症。总体而言，对代谢综合征患者，饮食强调低糖、低脂、低嘌呤及低盐，其中低盐饮食利于控制高血压病情，低糖饮食可避免出现高血糖及胰岛素功能问题，低脂饮食利于血脂异常患者控制病情，低嘌呤饮食，可预防嘌呤代谢紊乱出现尿酸过高的情况。

3.3 代谢综合征的膳食干预策略

3.3.1 膳食干预治疗代谢综合征的起源和发展

近年来，随着物质条件的不断改善，生活水平的不断提高，我国居民大量摄入高脂肪、高蛋白质及高热量的食物，导致代谢综合征的患病率不断升高。居民饮食逐渐由以谷薯类、蔬菜类为主向高脂肪、高蛋白、高糖类饮食模式转变，这导致代谢综合征的患病率不断升高，并且有年轻化的趋势，严重影响了人们的生活质量。加之我国人口老龄化的趋势日益显著，而老年人群又是心脑血管疾病、2 型糖尿病的高发人群，因此，探讨饮食多样性与代谢综合征的相关性，对防治代谢综合征的发生发展具有重要的现实意义。

目前，代谢综合征的发病机制尚不明确，但肥胖与胰岛素抵抗被认为是代谢综合征的核心危险因素（Samson，Garber，2014）。代谢综合征患者多伴有肥胖，更易发生脂质代谢紊乱和脂肪因子的异常。高脂高糖食物的过多摄入易导致内脏脂肪聚集和胰岛素抵抗，并且高脂高糖饮食及其代谢产物在细胞内的堆积可导致细胞凋亡和坏死，这些都增加了代谢综合征的发病风险。

3.3.2 膳食干预策略分类

膳食干预代谢综合征的方式和作用机理如图 3-2 所示。

1. 通过影响肠道微生物

肠道微生物区系（Gut Microbiota，GM）指一个巨大的可变微生物的代谢生态系统，这些微生物栖息在胃肠道中，与宿主建立共生关系。大量的动物模型表明，GM 可以通过不同的机制调节宿主能量稳态和肥胖，以此来治疗相关疾病（贺巧玲，等，2022）。例如，利用槲皮素调节 GM 失衡和激活相关的肠肝轴来治

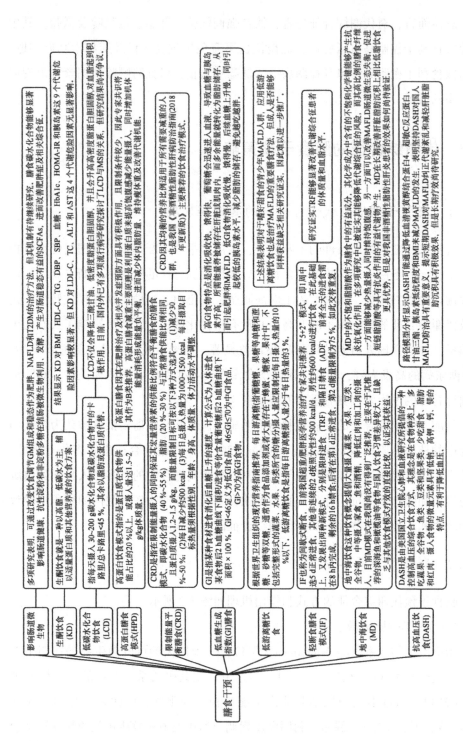

图3-2 膳食干预代谢综合征的作用机理

疗非酒精性脂肪性肝病(Non-alcoholic Fatty Liver Disease, NAFLD),调节肠道菌群中的优势菌属及相应组成以治疗 2 型糖尿病等。

2. 生酮饮食(KD)

生酮饮食就是一种以高脂、低碳水为主,辅以适量蛋白质和其他营养素的饮食方案。研究结果显示,KD 对 BMI、HDL-C、TG、DBP、SBP、血糖、HbA1c、HOMA-IR 和胰岛素这 9 个代谢危险因素影响较显著。但 KD 对 LDL-C、TC、ALT 和 AST 这 4 个代谢危险因素无显著影响(张汀越,等,2021)。

3. 低碳水化合物饮食(LCD)

低碳水化合物饮食(LCD)是指每天摄入 30~200 克碳水化合物或碳水化合物中的卡路里/总卡路里小于 45%,其余以脂肪或蛋白质代替。LCD 不仅会降低三酰甘油、低密度脂蛋白胆固醇,并且会升高高密度脂蛋白胆固醇,对降低血脂起到积极作用(江波,等,2019)。目前,国内外已有多项流行病学研究探讨了 LCD 与 MS 的关系,但研究结果尚存争议(Shai et al.,2018;赵峻琪,等,2022;叶俊钊,等,2021;Ahn,et al.,2019)。

4. 高蛋白膳食模式(HPD)

高蛋白饮食模式指的是蛋白质在食物供能占比的 20% 以上,或摄入量达 1.5~2g/kg 体质量。高蛋白膳食因其在肥胖治疗及相关并发症预防方面具有积极作用,且限制条件较少,因此专家共识将其作为 B 类推荐。高蛋白膳食减重的主要原理是利用蛋白质来提高饱腹感从而减少能量摄入,同时增加机体能量消耗形成能量负平衡,进而减少体内脂肪量、维持体重及改善代谢机能(Freire,2020)。

5. 限制能量平衡膳食(CRD)

CRD 是指在限制能量摄入的同时保证其宏量营养素的供能比例符合平衡膳食的膳食模式,即碳水化合物(40%~55%)、脂肪(20%~30%)与正常膳食供能比例相同,且蛋白质摄入 1.2~1.5g/kg,而能量限制目标可按以下 3 种方式选其一:①减少 30%~50%;②每日减少约 500kcal;③每日总摄入热量为 1000~1500kcal。每日摄取目标热量须根据性别、年龄、身高、体质量、体力活动水平调整。CRD 因其均衡的营养比例适用于所有需要减重的人群,也是我国《非酒精性脂肪性肝病防治指南(2018 年更新版)》主要推荐的饮食治疗模式。

6. 低血糖生成指数(GI)膳食

GI 是指某种食材进食消化后血糖上升的速度，计算公式为人体进食某食物后 2h 血糖曲线下面积/进食等价含量葡萄糖后 2h 血糖曲线下面积×100%。GI<46 定义为低 GI 食品，46≤GI≤70 为中 GI 食品，GI>70 为高 GI 食物。高 GI 食物的特点是消化吸收快，饿得快，葡萄糖会迅速进入血液，导致血糖与胰岛素升高，所需能量将被储存在肝脏或肌肉内，而多余能量就转化为脂肪储存，从而引起肥胖和 MAFLD。低 GI 食物消化吸收慢，饿得慢，后续血糖上升慢，同时引起较低的胰岛素水平，减少脂肪的储存，避免越吃越胖。

7. 低游离糖饮食

根据世界卫生组织的现行营养指南推荐，每日游离糖(指葡萄糖、果糖等单糖和蔗糖、砂糖等双糖，通常作为食品添加剂或者大量存在于蜂蜜、糖浆、果汁中，不包括完整形式的蔬菜、水果、奶类所含的糖分)摄入量应限制在每日摄入热量的 10% 以下。低游离糖饮食是指每日游离糖摄入量少于每日热量的 3%。研究结果表明，低游离糖组肝脏脂肪含量、ALT 以及胆固醇下降幅度明显高于正常饮食组(Schwimmer et al.，2019)。对于嗜好甜食的青少年 MAFLD 人群，应用低游离糖饮食也是治疗 MAFLD 的重要膳食疗法，但成人是否能够同样获益则缺乏相关研究证实，因此难以进一步推广。

8. 轻断食膳食模式(IF)

IF 也称为间歇式断食，目前我国超重/肥胖医学营养治疗专家达成共识，都推荐"5+2"模式，即 1 周中选 5 天正常进食，其他非连续的 2 天按照女性约 500kcal/d、男性约 600kcal/d 进行饮食。在此基础上，又发展出两种新模式，分别是限时进食(TRF)和隔日禁食(ADF)，前者全天的进食需在 8h 内完成，剩余的 16h 禁食；后者在第 1d 正常进食，第 2d 能量限制为 75%，如此交替重复。研究提示 IF 可以在相对较短的时间内(4~12 周)实现 MAFLD 患者的快速减重和血脂异常改善(Cai，et al.，2019)。

9. 地中海饮食(MD)

地中海饮食方法提倡大量摄入蔬菜、水果、豆类、全谷物，中等摄入家禽、鱼和酒精，降低红肉和加工肉的摄入。目前 MD 模式在我国尚没有得到广泛推荐，主要在于其推荐的深海鱼和橄榄油等食物与国人饮食习惯差异较大，且缺乏与其他饮食模式疗效的直接比较，以证实其有效。MD 中的不饱和脂肪酸作为膳食中的有益成分，其化学成分中含有的不饱和化学键能够产生抗炎抗氧化作用，在多项研究中已被证实其能够降低代谢综合征的风险，而其高比例的膳食纤维一方面在减少热量摄入的同时维持饱腹感，另一方面可以改善 MAFLD 肠道微生态失衡，促进短链脂肪酸等具有抗炎作用的有益代谢物产生（Huo, et al., 2015）。MD 在长期改善肝脏脂肪沉积上相比低脂饮食更具优势，但是对我国非酒精性脂肪性肝炎患者的效果如何尚待验证。

10. 抗高血压饮食（DASH）

DASH 是由 NHLBI 提倡的一种控制高血压的综合饮食方式，其理念是在食物种类上，多吃蔬果、全谷物、鱼类、豆类和坚果类，少吃甜食、脂肪和红肉，摄入食物的微量元素具有低钠，高钾、钙、镁的特点，有利于降低血压。路径模型分析显示 DASH 可能通过降低血清视黄醇结合蛋白 4（retinol binding protein 4，RBP4）、超敏 C 反应蛋白（hypersensitive C-reactive protein，hs-CRP）、甘油三酯、胰岛素抵抗程度和 BMI 来减少 MAFLD 的发生，表明坚持 DASH 对国人 MAFLD 防治具有重要意义（Castro-Barquero, et al., 2020）。提示短期 DASH 对 MAFLD 纠正代谢紊乱和减轻肝脏脂肪沉积具有积极效果，但是长期疗效尚待研究。

本章参考文献

[1]张承启，李易姿，吴琪俊，等．膳食多样化与代谢综合征关系的研究进展[J]．实用医学杂志，2022，38（15）：1970-1974.

[2]胡晓抒，郭志荣．多代谢异常和代谢综合征[J]．中国公共卫生，2003，12：123-125.

[3]ECKEL R H, GRUNDY S M, ZIMMET P Z. The metabolic syndrome[J]. Lancet, 2005, 365(9468): 1415-1428.

[4]郭人嫣，韩宇博，邹国良，等．运动调节代谢综合征患者脂肪因子的研究进展 [J]．中国现代医学杂志，2022，32（17）：54-60.

[5]W J Pories, M S Swanson, K G MacDonald et al. Who would have thought it? An operation proves to be the most effective therapy for adult-onset diabetes mellitus [J]. Annals of Surgery. 1995, 222(3): 339-350.

［6］何忠义, 于澄. 代谢综合征中西医研究进展［J］. 中国中医药现代远程教育, 2022, 20(15)：196-198.

［7］田也, 麦旭东, 马凯, 等. 肠道菌群调控代谢性疾病发生和发展［J］. 科学通报, 2021, 66(13)：1602-1613.

［8］SAMSON S L, GARBER A J. Metabolic syndrome［J］. Endocrinol Metab Clin North Am, 2014, 43(1)：1-23.

［9］贺巧玲, 孙在兴, 曹敏, 等. 碳水化合物通过调节肠道微生物区系改善肥胖相关代谢综合征的研究进展［J］. 现代食品, 2022, 28(8)：58-64.

［10］张汀樾, 李钰婷, 李小舟, 等. 生酮饮食与代谢相关脂肪性肝病的关系［J］. 实用临床医药杂志, 2021, 25(18)：1-5.

［11］江波, 邹大进, 马向华, 等. 生酮饮食干预 2 型糖尿病中国专家共识(2019 年版)［J］. 实用临床医药杂志, 2019, 23(3)：1-6.

［12］SHAI I, SCHWARZFUCHS D, HENKIN Y, et al. Weight loss with a low-carbohydrate, Mediterranean, or low-fat diet［J］. N Engl J Med, 2008, 359 (3)：229-241.

［13］赵峻琪, 魏逸凡, 吴琪俊, 等. 低碳水化合物饮食与代谢综合征发病关系的研究进展［J］. 河北医科大学学报, 2022, 43(10)：1232-1236.

［14］叶俊钊, 林衍松, 钟碧慧. 代谢相关脂肪性肝病饮食干预新策略的研究进展 ［J］. 临床肝胆病杂志, 2021, 37(3)：709-713.

［15］AHN J, JUN D W, LEE H Y, et al. Critical appraisal for low-carbohydrate diet in nonalcoholic fatty liver disease：Review and meta-analyses［J］. Clin Nutr, 2019, 38(5)：2023-2030.

［16］FREIRE R. Scientific evidence of diets for weight loss：Different macronutrient composition, intermittent fasting, and populardiets［J］. Nutrition, 2020, 69 (110549).

［17］ASGHARI S, ASGHARI-JAFARABADI M, SOMI M H, et al. Comparison of Calorie-Restricted Diet and Resveratrol Supplementation on Anthropometric Indices, Metabolic Parameters, and Serum Sirtuin-1 Levels in Patients With Nonalcoholic Fatty Liver Disease：A Randomized Controlled Clinical Trial［J］. J

Am Coll Nutr, 2018, 37(3): 223-233.

[18] YE J, WU Y, LI F, et al. Effect of or list at on liver fat content in patients with nonalcoholic fatty liver disease with obesity: assessment using magnetic resonance imaging-derived proton density fat fraction [J]. Therap Adv Gastroenterol, 2019, 12.

[19] CAI H, QIN Y L, SHI Z Y, et al. Effects of alternate-day fasting on body weight and dyslipidaemia in patients with non-alcoholic fatty liver disease: a randomised controlled trial[J]. BMC Gastroenterol, 2019, 19(1): 219.

[20] HUO R, DU T, XU Y, et al. Effects of Mediterranean-style diet on glycemic control, weight loss and cardiovascular risk factors among type 2 diabetes individuals: a meta-analysis[J]. Eur J Clin Nutr, 2015, 69(11): 1200-1208.

[21] CASTRO- BARQUERO S, RUIZ-LEÓN A M, SIERRA-PÉREZ M, et al. Dietary Strategies for Metabolic Syndrome: A Comprehensive Review [J]. Nutrients, 2020, 12(10).

第4章 膳食功能因子肠道微生态作用机制

4.1 膳食功能因子

4.1.1 益生菌的分类及功效

人体、动物体内有益的细菌或真菌主要有：乳酸杆菌、双歧杆菌、丁酸梭菌、酵母菌等，其功效包括促进营养物质的消化吸收，提高机体免疫力等(见图4-1)。

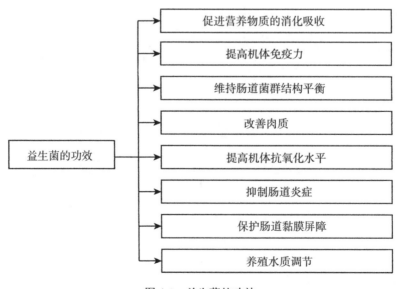

图 4-1 益生菌的功效

乳酸杆菌：又称为乳酸菌，能够代谢产生大量乳酸，是一类能利用可发酵碳水化合物产生大量乳酸的细菌的统称。乳酸菌是人体肠道中的重要微生物，与人体的健康息息相关。乳酸菌通过发酵产生的有机酸、特殊酶系、酸菌素等物质而具有特殊的生理功能。大量研究资料表明，乳酸菌能促进动物生长，调节胃肠道正常菌群、维持微生态平衡，从而改善胃肠道功能、提高食物消化率和生物效价、降低血清胆固醇、控制内毒素、抑制肠道内腐败菌生长、提高机体免疫力等（董亚文，2019）。

双歧杆菌：双歧杆菌是一种细菌属名。双歧杆菌是一种革兰阳性、厌氧、不运动的分歧杆菌，新分离得到的菌株多呈刀状或棒状、Y 和 V 型（Deshpande et al.，2011）。经过多年研究发现，双歧杆菌在维持机体肠道微生态平衡、抑制致病菌入侵和定植、调节机体免疫能力、降低胆固醇含量等机体健康方面发挥着重要作用，所以被广泛应用于食品、保健品、药品等领域（刘宪夫，等，2017）。

丁酸梭菌：又名酪酸梭菌，是从健康的人和动物肠道中分离出的一种厌氧的革兰氏阳性芽孢杆菌。目前研究发现丁酸梭菌具有维持肠道菌群平衡、增强机体免疫功能、生成营养物质、防治肠炎等良好的益生特性（董亚文，2019）。

酵母菌：目前研究发现酵母菌具有调节肠道平衡、促进饲料转化以及提高机体免疫功能等良好的益生特性，多作为饲料添加剂，用于畜禽养殖（董亚文，2019）。

4.1.2 益生元的分类及功效

益生元是指一些不被宿主消化吸收，却能够有选择性地促进体内有益菌的代谢和增殖，从而改善宿主健康的有机物质，益生元不是一种物质，而是一类物质，主要以功能性低聚糖类为主。

1999 年国家公布的《功能性低聚糖通用技术规则行业标准》中，规定的功能性低聚糖定义为：

功能性低聚糖是由 2~10 个相同或不同的单糖，以糖苷键聚合而成。具有糖类某些共同的特性，可直接代替糖料，作为甜食品配料，但不被人体胃酸、胃酶降解。不在小肠吸收，可到达大肠部位。具有促进人体双歧杆菌增殖等生理功能。功能性低聚糖的功能包括：

1)促进双歧杆菌增殖

功能性低聚糖是肠道内有益菌的增殖因子,其中最明显的增殖对象是双歧杆菌。

2)低能量或零能量

由于人体不具备分解、消化功能性低聚糖的酶系统,因此功能性低聚糖很难被人体消化吸收或根本不能吸收,也就不为人提供能量。

3)低龋齿性

龋齿是我国儿童常见的一种口腔疾病之一,其发生与口腔微生物突变链球菌有关。研究发现,异麦芽低聚糖、低聚帕拉金糖等不能被突变链球菌利用,不会形成齿垢的不溶性葡聚糖(王良东,2008)。当它们与砂糖合用时,能强烈抑制非水溶性葡聚糖的合成和在牙齿上的附着,即不提供口腔微生物沉积、产酸、腐蚀的场所,从而阻止齿垢的形成,不会引起龋齿,可广泛应用于婴幼儿食品。

4)防止便秘

由于双歧杆菌发酵低聚糖产生大量的短链脂肪酸能刺激肠道蠕动,增加粪便的湿润度,并通过菌体的大量生长以保持一定的渗透压,从而防止便秘的发生。此外低聚糖属于水溶性膳食纤维,可促进小肠蠕动,也能预防和减轻便秘。

5)水溶性膳食纤维

由于低聚糖不能被人体消化吸收,属于低分子的水溶性膳食纤维,它的有些功能与膳食纤维相似但不具备膳食纤维的物理作用,如黏稠性、持水性和填充饱腹作用等。

6)生成营养物质

功能性低聚糖可以促进双歧杆菌增殖,而双歧杆菌可在肠道内合成维生素B1、B2、B6、B12、烟酸、叶酸等营养物质。此外,由于双歧杆菌能抑制某些维生素的分解菌,从而使维生素的供应得到保障。

7)降低血清胆固醇

改善脂质代谢,降低血压。临床试验证实,摄入功能性低聚糖后可降低血清胆固醇水平,改善脂质代谢(张磊艺,等,1997)。研究表明,一个人的心脏舒张压高低与其粪便中双歧杆菌数占总数的比率呈明显负相关性,因此功能性低聚糖具有降低血压的生理功效。

8)增强机体免疫能力，抵抗肿瘤

动物试验表明，双歧杆菌在肠道内大量繁殖具有提高机体免疫功能和抗癌的作用(蔡访勤，1992)。究其原因在于，双歧杆菌细胞、细胞壁成分和胞外分泌物可增强免疫细胞的活性，促使肠道免疫蛋白 A 浆细胞的产生，从而杀灭侵入体内的细菌和病毒，消除体内"病变"细胞，防止疾病的发生及恶化。

9)其他

除上述功能外，试验发现某些功能性低聚糖还有预防和治疗乳糖消化不良、改善肠道对矿物元素吸收的作用。

4.1.3 植物提取物的分类及功效

植物提取物是指一类来源于植物的，具有一种或多种生物学功能的活性物质，添加在饲料中能起到促生长、抗氧化、抗病毒、免疫增强等多种作用，且在畜产品中无残留，动物体内不易产生病原菌的抗药性(甘利平，等，2015)。

生产中应用的植物提取物的种类繁多，主要是从植物的不同部位或全株植物中提取的产物，其活性成分的含量和功能会因使用部位、收获季节和产地的差异而不同。当前应用较多的主要是植物精油、多糖、皂苷、白藜芦醇、黄酮化合物、植物单宁等成分。它们的功效简介如下：

(1)植物精油是从植物体组织器官中提取的一类芳香性油状液体，其发挥生物学作用的主要成分包括萜类的混合物以及许多低分子质量的脂肪族烃类化合物(Wallace，2004)。植物精油能够清除体内的自由基，发挥抗氧化的功能，同时它还具有调节肠道菌群平衡、杀灭病原菌、促进消化液分泌等功能，是目前应用较多的植物提取物(Placha，et al.，2014)。

(2)常用的植物多糖是由 10 个以上、通常由几百甚至几千个单糖分子聚合而成的一类化合物，作为饲料添加剂对畜禽具有免疫调节、抗肿瘤、抗衰老等多种生物学功能，且具有毒副作用小、在动物体内和产品中不易造成残留等优点。

(3)皂苷在化学结构上是高分子质量的苷类，即糖与三萜烯或是甾族的糖苷配基结合在一起形成的一种化合物(Placha，et al.，2014)。在传统营养学里，皂苷常被视为抗营养因子，但有研究表明，适宜剂量的皂苷添加在反刍动物或单胃动物的饲粮中能发挥多种有益的生物学功能(Francis，et al.，2002)。

（4）白藜芦醇是一种非黄酮类的多酚化合物，存在于多种植物中，结构上存在顺式和反式两种构型，紫外线可促进其由顺式向反式异构体的转化。研究表明，白藜芦醇能够提高动物体内抗氧化酶的活性，增强机体抗氧化能力，同时还能降低炎性因子的含量，在一定程度上减轻机体的炎症反应（Rubiolo，et al.，2008）。

（5）黄酮类化合物是多酚类化合物中的一个亚类，可增加蛋白质的周转率，具有抗炎症、抗氧化的功能（Lilam and，et al.，2014）。

（6）植物单宁又称为植物多酚，是广泛存在于植物体内的一类多元酚化合物。一直以来单宁被认为是抗营养物质。饲料中的单宁会和蛋白质结合，从而降低饲料蛋白质的降解率。随着研究深入，研究人员发现单宁的生物学作用具有剂量依赖性的特点，在适宜的剂量时具有止血、抑制微生物、抗过敏等作用。在红豆草、百脉根中含有高浓度浓缩单宁，研究表明，饲粮中含有一定量的红豆草和百脉根时能降低瘤胃甲烷的产生（Chung，et al.，2013）。

4.2　膳食功能因子肠道微生态作用机制

4.2.1　肠道微生态

人体肠道内存在由大量微生物构成的复杂微生物群落，这些微生物统称为肠道菌群。肠道菌群在人体的消化吸收、免疫、生物拮抗、抗肿瘤等各项生命活动中发挥着重要作用，它们相互协调、相互制约、共同形成一个动态平衡的微生态系统（郭晓飞，等，2020）。肠道微生态系统由肠道正常菌群及其所生活的环境共同构成，肠道正常菌群是其核心部分，而肠黏膜结构及功能对这个系统的正常运行有很大影响。肠道微生物量占人体总微生物量的 78%，肠道菌种类有 400~500种。肠道菌群最显著的特征之一是其稳定性，若失去平衡则会发生各种肠内、肠外疾病，因此保持肠道微生态平衡对人类抵抗肠道病原菌引起的感染性疾病非常重要。

4.2.2 益生菌肠道微生态作用机制

益生菌通过肠道微生态发挥作用的机制,主要包括四大方面(见图4-2):调整肠道菌群、改善肠道屏障功能、调节免疫系统及产生代谢产物进行调节。

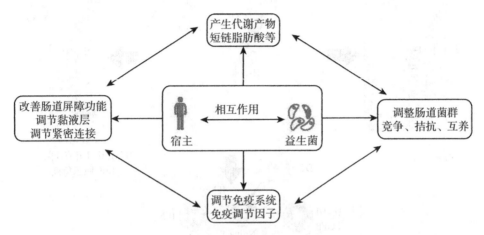

图 4-2 益生菌肠道微生态作用机制

4.2.2.1 调整肠道菌群

益生菌的干预使宿主菌群组成产生差异,导致宿主菌群种属丰度和多样性发生改变,通过调节菌群结构能够缓解和治愈宿主的疾病(张闻桐,等,2020)。益生菌可通过竞争营养、拮抗、互养等方式与肠道菌群相互作用从而维持微生物群落的稳定性,增加肠道有益菌并降低有害菌的数量(Begley,et al.,2006;Van Baarlen,et al.,2013)。体内竞争结合位点被视为益生菌预防病原体侵袭的主要方式之一(王涛,等,2022)。肠道上皮细胞表面的一些受体可与表达黏附相关蛋白的益生菌相结合进而与病原菌竞争受体结合位点,可拮抗病原体并减少定植(Hoseinifar,et al.,2018)。利用工程乳酸杆菌益生菌(BLP)在干酪乳杆菌表面表达 Lm 黏附蛋白(LAP),证实 BLP 菌株在肠道内可持续定植,并减少李斯特菌的黏膜定植和系统性扩散,从而提高小鼠的免存活率(Drolia,et al.,2020)(见图4-3)。

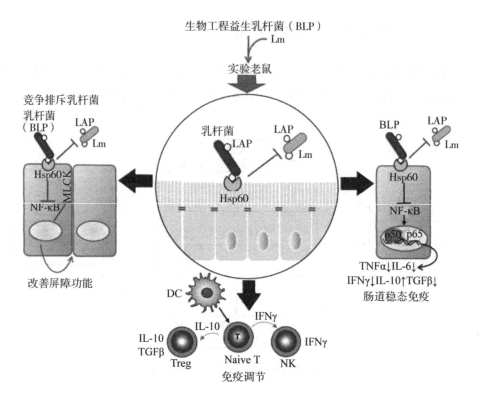

图 4-3　BLP 通过竞争结合位点预防李斯特菌的感染（Drolia，et al.，2020）

4.2.2.2　改善肠道屏障功能

肠道屏障能够防止肠腔内的有害物质如病原菌和毒素等穿过肠黏膜进入体内其他组织器官和参与血液循环，对于宿主来说是一种直接的物理屏障。肠道屏障的损伤会增强肠道对细菌及其代谢产物的渗透性（Rohr et al.，2020）。肠道屏障功能主要是由肠黏膜屏障来实现的，当肠黏膜屏障受损时，肠道中的细菌及其衍生物便可突破肠黏膜屏障，进入血液引起细菌或内毒素移位，促进肠源性感染的发生（Nagpal，et al.，2006）。

1. 调节黏液层

肠上皮细胞由黏液层覆盖，避免过量细菌黏附于上皮细胞，从而防止其侵入黏膜固有层引发炎症。特定的益生菌已被证明可调节黏蛋白的表达，从而影响黏液层的结构，并间接调节肠道免疫系统。植物乳杆菌(*Lactobacillus plantarum*) 299v 菌株能抑制致病性大肠杆菌对肠上皮细胞 HT-29 的黏附作用。*Lactobacillus plantarum* 299v 可诱导上皮细胞分泌黏蛋白，减少肠道致病菌与黏膜上皮细胞的结合数量(Bharwani, et al., 2017)。此外，益生菌 EcN 也被证实可改变黏蛋白基因的表达，特别是可提升 HT-29 细胞中 MUC2、MUC3 和 MUC5AC 基因的表达水平(Wang et al., 2018)。

2. 调节紧密连接

肠黏膜上皮外部环境和宿主免疫系统之间建立的物理屏障，能有效保护宿主免受外界威胁。黏膜上皮的完整性依赖紧密连接(tight junctions, TJs)的多蛋白复合体。在 TJ 蛋白的表达或定位改变后，肠道物理屏障的功能被破坏，导致肠道通透性升高，诱发肠道疾病如炎症性肠道疾病(inflammatory bowel disease, IBD)、肠易激综合征(irritable bowel syndrome, IBS)和糜烂性疾病。益生菌 EcN1917 能持续定植于小鼠肠道，促进小鼠肠上皮细胞中紧密连接蛋白 ZO-1 的表达。将其应用于小鼠结肠炎模型时，可观察到 ZO-1 表达显著上调，通过调节肠上皮细胞间通透性而改善肠上皮的屏障功能(Ukena et al., 2007)。鼠李糖乳杆菌 LGG (*Lactobacillus rhamnosus* LGG)对肠出血性大肠杆菌 O157：H7 感染具有保护作用，经 LGG 处理的上皮细胞可使其保持表达较高水平的 ZO-1(Johnson-Henry et al., 2008)。

4.2.2.3 调节免疫系统

益生菌对宿主免疫系统的调节体现在与肠上皮细胞的相互作用上，产生特异性免疫调节因子来激发机体免疫功能产生抵御致病菌的免疫球蛋白。当抗原刺激时，激活巨噬细胞、B 淋巴细胞、NK 细胞诱导免疫反应，刺激肠黏膜产生抗炎细胞因子，增强宿主肠道内的免疫屏障作用，以提高肠道免疫性能。有些益生菌可以增加吞噬作用或自然杀伤细胞的活性，并可直接与树突状细胞相互作用(Murphy, et al., 2019)。饲喂丁酸梭菌的虹鳟鱼可通过改变白细胞吞噬活性来抵御弧菌感染(Labarrere, et al., 2011)。该团队以鱼源干酪乳杆菌 CC16 为递送载体构建表达维氏气单胞菌外膜蛋白基因(OmpAI)的工程益生菌，将其接种鲤鱼后可促进肠道、头肾等组织内炎性细胞因子 IL-β、IFN-γ 及 TNF-α 基因表达，并能有效抵御维氏气单胞菌的感染(Zhang，et al.，2018)。干酪乳杆菌 Shirota 可通过抑制脂多糖(lipopoly saccharide，LPS)刺激的小鼠慢性 IBD 细胞中 IL-6 和 IFN-γ 的合成而发挥抗炎作用(Matsumoto，et al.，2005)。德氏乳杆菌对大肠固有层单核细胞 NF-κB 通路具有抑制作用，在接受益生菌治疗之后，可抑制小鼠溃疡性结肠炎疾病扩散并且防止黏膜侵袭(Santos Rocha et al.，2012)。用含有嗜酸乳杆菌、双歧杆菌和链球菌的复合益生菌产品治疗 2 个月后，显示益生菌可通过降低促炎因子 IL-1β 的表达，提升抗炎因子 IL-10 的表达及特异性抗体的分泌，从而缓解 UC 症状及结肠黏膜的损伤(Li et al.，2012)。

4.2.2.4　产生代谢物

益生菌的代谢产物在调节宿主与疾病的相互作用方面也起着重要的作用。益生菌有多种代谢产物，如双歧杆菌可以参与许多潜在的健康代谢物的产生，包括短链脂肪酸、共轭亚油酸和细菌素(Turroni et al.，2018)。短链脂肪酸是肠道微生物发酵纤维的终产物，能够促进糖异生、降血糖素合成，增强肠道屏障功能(Makki et al.，2018；Woting，Blaut，2016)。乳酸杆菌和双歧杆菌能够代谢肠道中不被人体吸收的低聚糖等物质，产生丙酸，使得肠道中的 pH 值降低，增加肠道的酸度，形成一个不利于有害菌生长的环境。研究表明，从婴儿的粪便中分离的 10 株益生菌(包括 5 株乳杆菌属菌株、5 株肠球菌属菌株)的组合，可调节小鼠和人粪便中的肠道菌群并促进短链脂肪酸(尤其是丙酸和丁酸)的产生(Nagpal et al.，2018)。动物双歧杆菌如乳链球菌 GCL2505 能够通过增加醋酸盐等短链脂肪酸的水平来改善代谢紊乱(Aoki et al.，2017)。

4.2.3　益生元肠道微生态作用机制

益生元肠道微生态作用机制较益生菌更为复杂，且同样离不开肠道菌群的参与(见图 4-4)。其作用方式和作用机理如下所述：

人体将未消化的碳水化合物转运至大肠，由肠道内的菌群对其进行降解，产生某些次级代谢产物，这些产物被肠道上皮吸收或通过门静脉运至肝脏，可对宿主生理过程产生影响(Cockbun，Koropatkin，2016)，发挥调节免疫、抵抗病原体、改善肠道功能、增加矿物质吸收、影响代谢和饱腹感等作用(Sanders，et al., 2019)。肠道中含量最丰富的短链脂肪酸是有益菌代谢的乙酸盐,它有益于保持肠道和全身的健康(Rios-Covian, et al., 2016)。在食用某些益生元后,如低聚木糖、菊粉(Carlson et al., 2017),可促进有益菌群生长,达到通过增强有益菌来改善宿主健康的目的。以下主要讲述益生元参与免疫调节的作用机制。

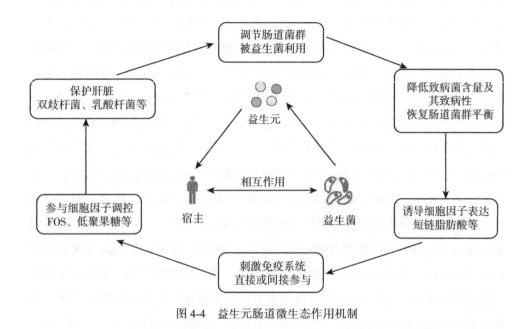

图 4-4 益生元肠道微生态作用机制

4.2.3.1 调节肠道菌群

细菌对不同的能量来源也具有不同的偏好:益生元是一类对人类具有双歧因子作用的物质,能提供可发酵的食物来源,允许特定的菌群如双歧杆菌和乳酸杆菌的生长(Bindels et al., 2015; O'conner et al., 2014)。益生元被酵解后产生的短链脂肪酸在维护肠道黏膜防御屏障方面具有重要意义,短链脂肪酸能降低肠内酸碱度,抑制外源致病菌(如葡萄球菌属)和肠内固有腐败菌(如产气荚膜梭菌)的生长繁殖,减少腐败致癌物质氨、胺、硫化氢、吲哚等的生成,维持肠道微生态平衡,促进机体健康(陈亚非,等,2005)。

4.2.3.2　降低致病菌含量和致病性

在肠道菌群失调时致病菌会乘机大量繁殖,其有毒代谢产物中某些细菌酶能催化致癌前体物质向致癌物质转化,诱发癌症。益生元可恢复肠道菌群平衡,抑制肠道中病原菌的生长,降低有毒代谢产物的活性。此外,益生元还具有改善便秘的作用,通过促进排便使致癌物质随粪便排出,避免有害物质长时间存留在肠道内,减少人体对这些毒素的吸收。人乳低聚糖能显著降低肠道致病性大肠杆菌对培养中的上皮细胞的附着(Manthey et al.,2014)。胃肠道中微生物群体向有益菌的转变使其通过调节细胞因子的表达,特别是肠道中细胞因子的表达,对免疫系统功能产生积极影响(Honda,Littman,2016)。病原体相关的分子模式,如革兰氏阴性菌表面的脂多糖、非致病性和致病性菌表面的脂磷壁酸和未甲基化的CpG DNA,通过与肠道细胞和免疫细胞相互作用,激活特定的细胞因子产生(Schirmer,et al.,2016;Vance et al.,2009)。人类肠道微生物群的不同共生菌在小鼠结肠中诱导出不同的调节性 T 细胞(Tregs)种群,孤儿核受体 γ(RORγ)对共生菌的 Treg 响应起了重要作用(Sefik et al.,2015)。RORγ 或 RAR 相关孤儿受体是核受体的一个家族,是细胞内转录因子的一员,它在促进胸腺细胞分化为促炎性辅助性 T 细胞 17(Th17)方面起到重要的调节作用。脆弱拟杆菌表面荚膜多糖 A 通过 Foxp3+调节性 CD4+T 细胞刺激 IL-10 抗炎细胞因子的产生。此外,Treg细胞是由脆弱拟杆菌的外膜诱导产生的,其中涉及细胞内模式识别受体 NOD2。这种激活导致肠黏膜炎症的抑制反应(Chu et al.,2016;Donaldson,et al.,2016)。微生物群落的调节可以影响免疫球蛋白 A 和 Th17 的细胞水平。

4.2.3.3　降解产物短链脂肪酸诱导细胞因子表达

益生元被酵解后产生的短链脂肪酸可以调节产生细胞因子的基因在组织中的表达,并且通过抑制趋化因子以及黏附分子的表达来减少巨噬细胞和嗜中性粒细胞向组织的募集(单核细胞趋化蛋白 1:MCP 1 和细胞因子诱导中性粒细胞趋化因子 2:CINC 2)。它们通过激活 G 蛋白偶联受体(GPCRs)和抑制组蛋白去乙酰化酶来调节肿瘤坏死因子-α(TNF-α)、白细胞介素 2(IL-2)、IL-6 和 IL-10 等白细胞产生细胞因子(Vinolo et al.,2011)。丁酸抑制核因子 NF-κB,上调过氧化物酶

体增殖物激活受体 γ(PPARγ)，降低了一氧化氮合酶(NOS)、趋化因子 CCL-2 和 IL-6 的表达，同时还降低了内皮细胞中血管黏附分子 1(VCAM 1)和细胞间黏附分子 1(ICAM 1)的表达，导致白细胞与人脐静脉内皮细胞的黏附减少(Da Silva，Rudkowska，2015；Cuevas et al.，2013；Simeoli，et al.，2017；Vinolo，et al.，2011)。此外，短链脂肪酸还可诱导单核细胞产生前列腺素 E2(PGE2)，该产物参与促进 Treg 的分化。PGE2 通过抑制 T 细胞受体信号传导，抑制巨噬细胞分泌 IL-1β 和 TNF-α 以及辅助性 T 细胞 1(Th1)分化，从而缓解炎症反应(Dwivedi et al.，2016)。

4.2.3.4 刺激免疫系统

益生元除了通过改变人体肠道菌群组成或肠道上皮细胞免疫应答来间接影响人体的免疫系统外，也能直接调节免疫反应。有研究显示，不可消化的 OSCs 直接调节宿主黏膜信号，导致肠道上皮细胞对病原体诱导的丝裂原活化蛋白激酶 (MAPK)和核因子 NF-κB 的低反应；OSCs 调节宿主激酶和改变宿主的免疫反应，而不改变肠道微生物群(Richard et al.，2017)。低聚壳聚糖可直接增加肉鸡血清中 IgG、IgA 和 IgM 的浓度(El-Far et al.，2016)。

4.2.3.5 参与细胞因子调控

FOS、低聚果糖以及聚葡萄糖能够降低 IL-1β(Herfel et al.，2011；Vogt et al.，2015)。有研究表明了菊粉调节血清和粪便中 IgG 和 IgA 水平的能力：在细胞因子表达中也观察到了类似的变化，主要是细胞因子 IFN-γ、IL-1β 以及 IL-10 (Voget et al.，2015)。在老年人中，GOS 混合物能够显著增加 NK 细胞的活性和吞噬能力；同时，抗炎性细胞因子 IL-10 的分泌增加，促炎性细胞因子(IL-6，IL-1 和 TNF)分泌减少(Vvlevic et al.，2008)。在原代大鼠单核细胞和 T 淋巴细胞中，FOS 和菊粉通过单核细胞中 Toll 样受体 4(TLR4)的活化诱导 TNF-α 和 IL-10，而对 T 细胞的影响不大。在人外周血单核细胞中，FOS 和菊糖能够增加 TNF-α、IL-1β 和 IL-10，但不增加 IL-8(Capitán-cañadas et al.，2014)。通过抑制 NF-κB 途径的活化，寡壳聚糖能够降低脂多糖 LPS 刺激的小鼠单核巨噬细胞白血病细胞 (RAW264.7)释放的一氧化氮(NO)、TNF-α 和 IL-1β 的水平(Zhu et al.，2015)。

此外，婴儿配方奶粉中聚葡萄糖富集降低了哺乳仔猪中 TNF-α、IL-1β 和 IL-8 的表达(Herfel et al.，2011)。

4.2.3.6　保护肝脏

肝脏是人体重要的代谢和免疫器官，具有合成、代谢、排泄、解毒和免疫等多种功能(杨东亮，等，2019)。益生元可以选择性地促进双歧杆菌、乳酸杆菌等有益菌的生长，同时其被酵解后产生的短链脂肪酸能够降低肠道 pH 值，两者共同作用抑制了肠道革兰氏阴性菌的过度生长，维持肠道渗透压稳定，降低了血清中内毒素含量，从而减轻肝脏分解体内毒素的负担，起到保护肝脏的作用(孙纪录，等，2003)。低聚糖被动物摄食后可刺激肝脏，使肝脏分泌一种特殊的蛋白质，这些蛋白质能与低聚糖结合成低聚糖蛋白质，从而影响动物的免疫系统(刘春雪，等，2019)。此外，研究显示菊粉干预可以抑制肠道菌来源的 LPS 缓解酒精引起的肝损伤，对肝脏起到保护作用(Yang et al.，2019)。

4.2.4　合生元肠道微生态作用机制

合生元是在益生菌制剂和益生元制剂的基础上发展起来的新一代微生态调节剂，同时包含发挥益生菌和益生元的功能(见图 4-5)，能更大程度地发挥益生菌的作用，增加其数量，使其效果更持久，共同对抗疾病，维护机体微生态平衡(Gourbeyre et al.，2011)。

合生元可同时发挥益生菌与益生元的作用，通过促进外源性活菌在动物肠道内定植增殖，集益生菌的速效性和慢效应物质益生元(双歧因子)的刺激生长保护作用于一体。它不仅能发挥益生菌的生理活性和双歧因子促生长的双重作用，并可能最大限度地发挥益生菌和双歧因子的相似作用，从而更好地促进宿主生物个体健康生长(王雪飞，等，2010)。

4.2.4.1　有益微生物促进低聚糖消化

低聚糖由于其分子间结合位置及结合类型特殊，被饲喂后不能被单胃动物自身分泌的消化酶分解。单胃动物消化道后部寄生着大量微生物，这些微生物可产生切断多聚糖或低聚糖末端糖苷键的酶，并产生水解聚合链中间各种糖苷键的

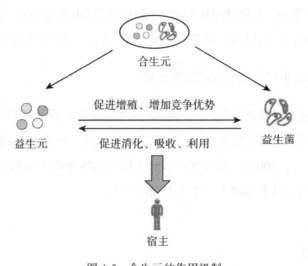

图 4-5 合生元的作用机制

酶，从而以非消化性寡糖(NDOs)、单糖、乳酸和丙酮酸、挥发脂肪、二氧化碳和水的消化过程把寡聚糖消化，被有益微生物或机体直接利用。

4.2.4.2 低聚糖促进有益菌的增殖

低聚糖可直接进入肠道，为乳酸杆菌、双歧杆菌等有益菌的生长繁殖所利用，产生二氧化碳和挥发性脂肪酸，促进有益菌大量繁殖；同时，使肠道 pH 值下降。对大肠杆菌、沙门氏菌等有害菌又有抑制作用，并能把病原菌带出体外和具有充当免疫刺激因子等作用。低聚糖一方面直接抑制病原菌的生长；另一方面使肠道还原电势降低，具有调节肠道正常蠕动的作用，间接阻止病原菌在肠道中的定植，从而起到有益菌的增殖因子作用。

4.2.4.3 低聚糖增强有益菌的竞争优势

沙门氏菌、大肠杆菌等许多病原微生物的细胞表面或菌毛上含有外源凝集素，能与肠上皮寡糖结构中的受体特异性结合，使细菌黏附在肠壁上增殖，引起肠道疾病，进一步使动物机体受损，危害养殖业生产。某些寡糖的结构与肠上皮寡糖结构受体相似，可与病原菌的外源凝集素特异性结合，使病原菌不能在肠壁上黏附，而随寡糖通过消化道排出体外。寡糖不但可阻止病原菌在肠壁上的附着，而且也能"洗脱"已黏附的病原菌。同时在饲料中添加甘露寡糖，可以改善肠道微生物组成，形成以双歧杆菌和乳酸杆菌为优势菌的肠道菌丛。

4.2.4.4 发挥益生素和益生元的双重作用

益生菌和益生元的混合使用可以提高穿过胃肠道上部分的益生菌的存活率，可以增强益生菌在大肠中的作用，益生菌和益生元均可提高机体对病原性物质的抵抗力(孙鸣，等，2008)。合生元可以最大限度地发挥益生菌和益生元各自的作用以及协同作用，对个体健康产生更有益的影响。

本章参考文献

[1]董亚文. 多种灭活益生菌静脉注射对小鼠免疫功能影响研究[D]. 泰安：山东农业大学，2018.

[2]DESHPANDE G, RAO S, PATOLE S. Progress in the field of probiotics：year 2011[J]. Curr Opin Gastroenterol, 2011, 27(1)：13-18.

[3]刘宪夫，牛琴，覃树林，等. 双歧杆菌分类、生理功能及应用研究进展[J]. 生物产业技术，2017(3)：100-105.

[4]王良东. 低聚异麦芽糖性质、功能、生产和应用[J]. 粮食与油脂，2008(4)：43-47.

[5]张磊艺，丁淑兰，王学翔. 双歧杆菌复合制剂对脂质代谢的影响[J]. 中国微生态学杂志，1997(3)：35-36.

[6]蔡访勤. 肠道菌群、食物与结肠癌[J]. 中国微生态学杂志，1992(3)：72-80.

[7]甘利平，杨维仁，张崇玉，等. 植物提取物的生物学功能及其作用机理[J]. 动物营养学报，2015, 27(9)：2667-2675.

[8]R JOHN, WALLACE. Antimicrobial properties of plant secondary metabolites[J]. The Proceedings of the Nutrition Society, 2004, 63(4)：621-629.

[9]PLACHA I, TAKACOVA J, RYZNER M, et al. Effect of thyme essential oil and selenium on intestine integrity and antioxidant status of broilers[J]. British Poultry Science, 2014, 55(1)：105-114.

［10］H J D DORMAN, S G DEANS. Antimicrobial agents from plants：antibacterial activity of plant volatile oils［J］. Journal of Applied Microbiology, 2000, 88(2)：308-316.

［11］GEORGE,FRANCIS, ZOHAR, et al. The biological action of saponins in animal systems：a review［J］. The British Journal of Nutrition, 2002, 88(6)：587-605.

［12］RUBIOLO J A, MITHIEUX G., VEGA F V. Resveratrol protects primary rat hepatocytes against oxidative stress damage：activation of the Nrf2 transcription factor and augmented activities of antioxidant enzymes［J］. European Journal of Pharmacology：An International Journal, 2008, 591(1/3)：66-72.

［13］LILAMAND M, KELAIDITI E, GUYONNET S, et al. Flavonoids and arterial stiffness：Promising perspectives［J］. Nutrition, Metabolism, and Cardiovascular Diseases：NMCD, 2014, 24(7)：698-704.

［14］CHUNG Y H, MCGEOUGH E J, ACHARYA S, et al. Enteric methane emission, diet digestibility, and nitrogen excretion from beef heifers fed sainfoin or alfalfa［J］. Journal of Animal Science, 2013, 91(10)：4861-4874.

［15］郭晓飞, 邹爱标, 王华林. 益生元在免疫调节中作用的研究进展［J］. 慢性病学杂志, 2023.

［16］张闻桐, 郭亮, 李杰, 等. 益生菌与宿主疾病关系的研究进展［J］. 微生物学杂志, 2020, 40(4)：90-97.

［17］VANBAARLEN P, WELLS J M, KLEEREBEZEM M. Regulation of intestinal homeostasis and Immunity with probiotic lactobacilli［J］. Trends in Immunology, 2013, 34(5)：208-215.

［18］BEGLEY M, HILL C, GAHAN CG. Bile salt hydrolase activity in probiotics［J］. Appl Environ Microbiol, 2006, 72(3)：1729-1738.

［19］王涛, 田欣蕾, 张迪, 等. 益生菌调节肠道黏膜免疫研究进展［J］. 中国兽医学报, 2022, 42(12)：2578-2584.

［20］SEYED HOSSEIN, HOSEINIFAR, YUN-ZHANG SUN, et al. Probiotics as Means of Diseases Control in Aquaculture, a Review of Current Knowledge and

Future Perspectives[J]. Frontiers in Microbiology, 2018, 9: 2429.

[21] DROLIA RISHI, AMALARADJOU MARY ANNE ROSHNI, RYAN VALERIE, et al. Receptor-targeted engineered probiotics mitigate lethal Listeria infection[J]. Nature Communications, 2020, 11(1): 6344.

[22] ROHR MW, NARASIMHULU CA, RUDESKI-ROHR TA, et al. Negative Effects of a High-Fat Diet on Intestinal Permeability: A Review[J]. Adv Nutr, 2020, 11(1): 77-91.

[23] NAGPAL K, MINOCHA VR, AGRAWAL V, et al. Evaluation of intestinal mucosal permeability function in patients with acute pancreatitis[J]. Am J Surg, 2006, 192(1): 24-28.

[24] BHARWANI AADIL, MIAN M FIROZ, SURETTE MICHAEL G, et al. Oral treatment with Lactobacillus rhamnosus attenuates behavioural deficits and immune changes in chronic social stress[J]. BMC Medicine, 2017, 15(1).

[25] WANG, FENG, YIN, QIAN, CHEN, LIANG, et al. Bifidobacterium can mitigate intestinal immunopathology in the context of CTLA-4 blockade [J]. Proceedings of the National Academy of Sciences of the United States of America, 2018, 115(1): 157-161.

[26] UKENA SN, SINGH A, DRINGENBERG U, et al. Probiotic Escherichia coli Nissle 1917 inhibits leaky gut by enhancing mucosal integrity[J]. PLoS One, 2007, 2(12): 1308.

[27] JOHNSON-HENRY KC, DONATO KA, SHEN-TU G, et al. Lactobacillus rhamnosus strain GG prevents enterohemorrhagic Escherichia coli O157: H7-induced changes in epithelial barrier function[J]. Infection and Immunity, 2008, 76(4): 1340-1348.

[28] MURPHY R, MORGAN XC, WANG XY, et al. Eczema-protective probiotic alters infant gut microbiome functional capacity but not composition: sub-sample analysis from a RCT[J]. Benef Microbes, 2019, 10(1): 5-17.

[29] LABARRERE C A, WOODS J R, HARDIN J W, et al. Early prediction of cardiac allograft vasculopathy and heart transplant failure[J]. American Journal of

Transplantation: Official Journal of the American Society of Transplantation and the American Society of Transplant Surgeons, 2011, 11(3): 528-535.

[30]ZHANG D X, KANG Y H, CHEN L, et al. Oral immunization with recombinant Lactobacillus casei expressing OmpAI confers protection against Aeromonas veronii challenge in common carp, Cyprinus carpio[J]. Fish Shellfish Immunol, 2018, 72: 552-563.

[31] MATSUMOTO S, HARA T, HORI T, et al. Probiotic Lactobacillus-induced improvement in murine chronic inflammatory bowel disease is associated with the down-regulation of pro-inflammatory cytokines in lamina propria mononuclear cells[J]. Clin Exp Immunol, 2005, 140(3): 417-426.

[32] ROCHA, C S, LAKHDARI O, BLOTTIÈRE H M, et al. Anti-inflammatory properties of dairy lactobacilli[J]. Inflammatory Bowel Diseases, 2012, 18(4): 657-666.

[33]GUOHUA LI, SHENG ZENG, WANGDI LIAO, et al. The Effect of Bifid Triple Viable on Immune Function of Patients with Ulcerative Colitis [J]. Gastroenterology Research and Practice, 2012, 2012(Pt.3): 404752-404760.

[34] TURRONI, FRANCESCA, MILANI, et al. Bifidobacteria and the infant gut: an example of co-evolution and natural selection[J]. Cellular and Molecular Life Sciences: CMLS, 2018, 75(1): 103-118.

[35] WOTING A, BLAUT M. The Intestinal Microbiota in Metabolic Disease [J]. Nutrients, 2016, 8(4): 202.

[36] MAKKI, KASSEM, DEEHAN, et al. The Impact of Dietary Fiber on Gut Microbiota in Host Health and Disease[J]. Cell Host & Microbe, 2018, 23(6): 705-715.

[37] NAGPAL R, WANG S, AHMADI S, et al. Human-origin probiotic cocktail increases short-chain fatty acid production via modulation of mice and human gut microbiome[J]. Sci. Rep. , 2018, 8(1): 12649.

[38]AOKI R, KAMIKADO K, SUDA W, et al. A proliferative probiotic Bifidobacterium strain in the gut ameliorates progression of metabolic disorders via

microbiota modulation and acetate elevation[J]. Sci. Rep. , 2017, 7: 43522.

[39]COCKBURN, DARRELL W, KOROPATKIN, et al. Polysaccharide Degradation by the Intestinal Microbiota and Its Influence on Human Health and Disease[J]. Journal of Molecular Biology, 2016, 428(16): 3230-3252.

[40]MARY ELLEN SANDERS, DANIEL J MERENSTEIN, GREGOR REID, et al. Probiotics and prebiotics in intestinal health and disease: from biology to the clinic. [J]. Nature reviews. Gastroenterology & Hepatology, 2019, 16 (10): 605-616.

[41]RÍOS-COVIÁN D, RUAS-MADIEDO P, MARGOLLES A, et al. Intestinal Short Chain Fatty Acids and their Link with Diet and Human Health [J] . Front Microbiol, 2016, 7: 185.

[42] CARLSON, JUSTIN L ERICKSON, JENNIFER M HESS, JULIE M, et al. Prebiotic Dietary Fiber and Gut Health: Comparing the in Vitro Fermentations of Beta-Glucan, Inulin and Xylooligosaccharide [J]. Nutrients, 2017, 9 (12): 1361.

[43] BINDELS, LAURE B, DELZENNE, NATHALIE M CANI, PATRICE D, et al. Towards a more comprehensive concept for prebiotics[J]. Nature Reviews. Gastroenterology & Hepatology, 2015, 12(5): 303-310.

[44] O'CONNOR, EIBHLIS M, O'HERLIHY, EILEEN A, O'TOOLE, PAUL W. Gut microbiota in older subjects: variation, health consequences and dietary intervention prospects[J]. Proceedings of the Nutrition Society, 2014, 73(4): 441-451.

[45]低聚果糖调节机体免疫功能作用的研究进展[J]. 现代食品科技, 2005, 21 (4): 83-87.

[46]MANTHEY C F, AUTRAN C A, ECKMANN L, et al. Human milk oligosac-charides protect against enteropathogenic escherichia coli attachment in vitroand EPEC colonization in suckling mice[J]. Journal of Pediatric Gastroenterology and Nutrition, 2014, 58(2): 165-168.

[47] HONDA KENYA, LITTMAN DAN R. The microbiota in adaptive immune

homeostasis and disease[J]. Nature, 2016, 535(7610): 75-84.

[48] VANCE, RUSSELL E, ISBERG, RALPH R, PORTNOY, DANIEL A. Patterns of Pathogenesis: Discrimination of Pathogenic and Nonpathogenic Microbes by the Innate Immune System[J]. Cell Host & Microbe, 2009, 6(1): 10-21.

[49] SCHIRMER, MELANIE, SMEEKENS, SANNE P, VLAMAKIS, HERA, et al. Linking the Human Gut Microbiome to Inflammatory Cytokine Production Capacity[J]. Cell, 2016, 167(4): 1125.

[50] SEFIK E, GEVA-ZATORSKY N, OH S, et al. MUCOSAL IMMUNOLOGY. Individual intestinal symbionts induce a distinct population of RORγ+ regulatory T cells[J]. Science, 2015, 349(6251): 993-997.

[51] CHU, HIUTUNG, KHOSRAVI, ARYA, KUSUMAWARDHANI, INDAH P, et al. Gene-microbiota interactions contribute to the pathogenesis of inflammatory bowel disease[J]. Science, 2016, 352(May 27 TN. 6289): 1116-1120.

[52] DONALDSON, GREGORY P, LEE, S MELANIE, MAZMANIAN, SARKIS K. Gut biogeography of the bacterial microbiota[J]. Nature Reviews. Microbiology, 2016, 14(1): 20-32.

[53] VINOLO, MARCO A R, RODRIGUES, HOSANA G, NACHBAR, RENATO T, et al. Regulation of Inflammation by Short Chain Fatty Acids[J]. Nutrients, 2011, 3(10): 858.

[54] CUEVAS, ALEJANDRO, SAAVEDRA, NICOLÁS, SALAZAR, LUIS A, et al. Modulation of immune function by polyphenols: possible contribution of epigenetic factors[J]. Nutrients, 2013, 5(7): 2314.

[55] SIMEOLI, RAFFAELE, RASO, GIUSEPPINA MATTACE, PIROZZI, CLAUDIO, et al. An orally administered butyrate-releasing derivative reduces neutrophil recruitment and inflammation in dextran sulphate sodium-induced murine colitis [J]. British Journal of Pharmacology, 2017, 174 (11): 1484-1496.

[56] DA SILVA, MARINE S, RUDKOWSKA, IWONA. Dairy nutrients and their effect on inflammatory profile in molecular studies[J]. Molecular Nutrition and

Food Research, 2015, 59(7): 1249-1263.

[57] DWIVEDI, MITESH, KUMAR, PRASANT, LADDHA, NARESH C, et al. Induction of regulatory T cells: A role for probiotics and prebiotics to suppressautoimmunity[J]. Autoimmunity Reviews, 2016, 15(4): 379-392.

[58] WU RICHARD Y, Pekka Määttänen, NAPPER SCOTT, et al. Non-digestible oligosaccharides directly regulate host kinome to modulate host inflammatory responses without alterations in the gut microbiota[J]. Microbiome, 2017, 5 (1): 135.

[59] El-Far AH, Ahmed HA, Shaheen HM. Dietary Supplementation of Phoenix dactylifera Seeds Enhances Performance, Immune Response, and Antioxidant Status in Broilers[J]. Oxid Med Cell Longev, 2016, 2016: 5454963.

[60] HERFEL TM, JACOBI SK, LIN X, et al. Polydextrose enrichment of infant formula demonstrates prebiotic characteristics by altering intestinal microbiota, organic Acid concentrations, and cytokine expression in suckling piglets. [J]. The Journal of Nutrition: Official Organ of the American Institute of Nutrition, 2011, 141(12): 2139-2145.

[61] VOGT, LEONIE, MEYER, DIEDERICK, PULLENS, GERDIE, et al. Immunological Properties of Inulin-Type Fructans[J]. Critical Reviews in Food Science and Nutrition, 2015, 55(1/4): 414-436.

[62] VULEVIC J, DRAKOULARAKOU A, YAQOOB P, et al. Modulation of the fecal microflora profile and immune function by a novel trans-galactooligosaccharide mixture (B-GOS) in healthy elderly volunteers. [J]. The American Journal of Clinical Nutrition: Official Journal of the American Society for Clinical Nutrition, 2008, 88(5): 1438-1446.

[63] CAPITAN-CANADAS F, ORTEGA-GONZALEZ M, GUADIX E, et al. Prebiotic oligosaccharides directly modulate proinflammatory cytokine production in monocytes via activation of TLR4. [J]. Molecular Nutrition and Food Research, 2014, 58(5): 1098-1110.

[64] ZHU J, ZHANG Y, WU G, XIAO Z, ZHOU H, YU X. Inhibitory effects of

oligochitosan on TNF-α, IL-1β and nitric oxide production in lipopolysaccharide-induced RAW264. 7 cells[J]. Mol. Med. Rep. , 2015, 11(1): 729-733.

[65]杨东亮, 刘嘉, 吴珺, 等. 肝脏免疫学研究若干进展与挑战[J]. 实用肝脏病杂志, 2019, 22(5): 609-612.

[66]孙纪录, 贾英民, 田洪涛, 等. 双歧杆菌生长促进因子的研究进展[J]. 食品工业科技, 2003, 24(8): 110-112.

[67]刘春雪, 陆伟. 微生态制剂的免疫作用[J]. 江西畜牧兽医杂志, 2002(6): 23-25.

[68]YANG X, HE F, ZHANG Y, et al. Inulin Ameliorates Alcoholic Liver Disease via Suppressing LPS-TLR4-Mψ Axis and Modulating Gut Microbiota in Mice[J]. Alcohol Clin Exp Res, 2019, 43(3): 411-424.

[69]GOURBEYRE P, DENERY S, BODINIER M. Probiotics, prebiotics, and synbiotics: impact on the gut immune system and allergic reactions[J]. Journal of Leukocyte Biology: An Official Publication of the Reticuloendothelial Society, 2011, 89(5): 685-695.

[70]王雪飞, 李霞, 付文艳, 等. 合生元作用机制及生理功能研究进展[J]. 中国兽医杂志, 2010, 46(9): 53-56.

[71]孙鸣, 潘宝海, 陈伟兴, 等. 益生菌、益生元及合生素的作用机制和相互关系[J]. 饲料研究, 2008(4): 62-64, 66.

第5章 糖尿病的靶向膳食干预策略

5.1 糖尿病的分类、诊断及临床指征

5.1.1 糖尿病的分类

糖尿病(diabetes mellitus，DM)是一种由于胰岛素分泌缺陷或胰岛素作用障碍所致的，并且以高血糖为特征的代谢性疾病。血糖是指血液中含有的一定浓度葡萄糖，正常人空腹血糖稳定在 3.5~5.5mmol/L。当体内胰岛素分泌缺陷或其生物学作用障碍就会引起高血糖。糖尿病患者体内长期持久的高血糖，将导致各种组织，特别是眼睛、肾脏、神经、心脏及血管的损伤、功能缺陷和衰竭。根据世界卫生组织的标准，将糖尿病分为四大类型：1型糖尿病、2型糖尿病、成人隐匿性自身免疫性糖尿病和其他类型糖尿病(见图5-1)。

5.1.1.1 1型糖尿病

1型糖尿病(diabetes mellitus type 1，T1DM)为胰岛素依赖型糖尿病，主要由自身免疫损害，使胰岛 β 细胞破坏，导致胰岛素绝对缺乏所致，属于自身免疫疾病。该病发病年龄较早，多见于儿童和青少年，因此也被称为青少年型糖尿病。目前1型糖尿病还无法治愈，且单用口服药物无效，需配合胰岛素治疗。由于缺乏胰岛素，患者体内血糖持续保持高浓度状态，在葡萄糖氧化、蛋白质的非酶糖基化和糖基化蛋白质的氧化降解过程中易产生大量活性氧(ROS)，从而造成肝损伤等并发症(Maritim，et al.，2003)。T1DM 的发生是由遗传和环境因素共同作用

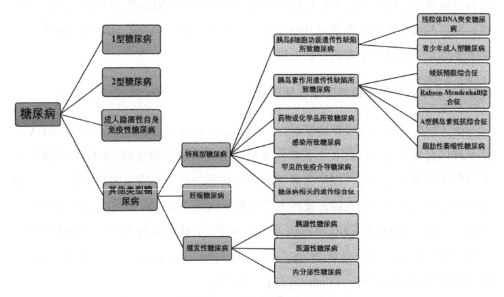

图 5-1　糖尿病的分类

所致，其自然病程可分为遗传易感、环境触发、免疫应答、胰岛损伤、糖代谢异常和胰岛功能衰竭 6 个阶段。首先遗传易感个体受到环境因素影响，启动体内免疫反应产生自身抗体，并激活胰岛抗原特异性 T 细胞攻击胰岛细胞致使胰岛受损。在疾病后期，胰岛 β 细胞损伤严重，胰岛素分泌能力严重不足，使得糖代谢紊乱，最终胰岛功能完全丧失。

5.1.1.2　2 型糖尿病

2 型糖尿病(diabetes mellitus type 2，T2DM)，旧称非胰岛素依赖型糖尿病(noninsulin-dependent diabetes mellitus，NIDDM)或成人发病型糖尿病(adult-onset diabetes)，多在 35~40 岁之后发病，占糖尿病患者 90% 以上。虽然 2 型糖尿病具有家族聚集性，但与环境因素亦密切相关。随着社会环境和生活方式的改变，儿童和青少年肥胖症患者逐年增多，2 型糖尿病的患者数量也随之增多，由此可见，做好儿童和青少年 2 型糖尿病的防治尤为重要。T2DM 的自然病程较为漫长，在数年到数十年不等，通常分为三个阶段：第一阶段为胰岛素抵抗，该阶段的发生有可能是遗传或者后天因素导致，常常伴有肥胖，血糖水平正常；第二阶段为血糖异常，由于胰岛素抵抗逐渐加强导致体内分泌的胰岛素无法正常控制血糖，餐后的血糖水平出现明显升高；第三阶段便是糖尿病阶段，此时机体的胰岛素水平已经无法维持正常的空腹血糖。

5.1.1.3　成人隐匿性自身免疫性糖尿病

成人隐匿性自身免疫性糖尿病（Latent autoimmune diabetes in adults，LADA），是一种以自身免疫和胰岛 β 细胞功能缓慢减退为特征的糖尿病。LADA 早期临床表现与 2 型糖尿病类似，以胰岛 β 细胞出现缓慢的自身免疫损害为特征，胰岛 β 细胞分泌胰岛素功能的衰退速度约为 2 型糖尿病的 3 倍，但是与 1 型糖尿病相比要慢。因此在 2019 年 WHO 糖尿病分型标准中，LADA 被称为"成人缓慢进展的免疫介导性糖尿病（Slowly evolving，immune-mediated diabetes of adults）"，属于混合型糖尿病（Hybrid form of diabetes）的一个亚型。

5.1.1.4　其他类型糖尿病

其他特殊类型糖尿病临床表现可能同时具有 1 型和 2 型糖尿病的特征，根据致病原因又分为以下几类（虞睿琪，等，2020）：

（1）胰岛 β 细胞功能遗传性缺陷所致糖尿病，是由基因突变导致 β 细胞功能缺陷使得胰岛素分泌减少导致的，比如线粒体 DNA 突变糖尿病和青少年成人型糖尿病（MODY）。MODY 分型多，临床表现也多样，目前对其发病机制了解有限。

（2）胰岛素作用遗传性缺陷所致糖尿病，主要为胰岛素受体缺失或突变导致胰岛素作用不足，且伴有胰岛素抵抗。目前已发现逾 60 种自然存在的胰岛素受体基因突变，而临床上与这些受体突变有关的特殊综合征主要有以下三种：胰岛素受体基因（insulin receptor，INSR）基因突变相关的胰岛素抵抗疾病包括矮妖精貌综合征、Rabson-Mendenhall 综合征和 A 型胰岛素抵抗：①矮妖精貌综合征是最为严重的类型，属于常染色体隐性遗传病，综合征预后差，有着复杂的特殊的临床特征以及遗传发病机制，成年报道甚少，且并发症严重（祁晓峰，等，2021）；②Rabson-Mendenhall 综合征，发病原因为胰岛素受体基因的不同类型突变，属于常染色体隐性遗传病；③A 型胰岛素抵抗综合征，因突变使胰岛素受体缺陷所致，或是胰岛素受体数目下降或是受体亲合力下降，而致胰岛素与周围胰岛素受体结合能力显著降低，其中与 A 型综合征突变相关的基因达 20 余种(梁丽，刘赫，2014)；④脂肪萎缩性糖尿病或先天性全身性脂肪营养不良(CGL)，主要特征为严重脂肪萎缩及糖脂代谢紊乱，其并发症多种多样，涉及多个脏器及多种代谢途径，其中以糖脂代谢紊乱最常见、最严重，也最难治疗(殷丽琴，许文琼，2020)。

其他特殊类型糖尿病还有药物或化学品所致糖尿病，感染所致糖尿病，罕见的免疫介导糖尿病以及糖尿病相关的遗传综合征等。

妊娠期糖尿病(gestational diabetes mellitus，GDM)是指妊娠前糖代谢正常或有潜在糖耐量减退，妊娠期才出现或发现的暂时性糖尿病。GDM 的病因不明，经典观点认为，孕期胎盘生乳素、催乳素、肾上腺糖皮质激素及孕激素等拮抗胰岛素激素水平的升高及其造成的胰岛素抵抗状态，是其发生的主要原因(王林琳，侯红瑛，2009)。除此之外，许多妊娠期糖尿病孕妇早孕反应过后食欲即转佳，不仅饮食增加，而且摄入过多脂肪含量高的食物也是导致妊娠期糖尿病的关键因素之一。国内调查发现，约有 57% 的 GDM 患者不知道何为饮食控制，而且妊娠期糖尿病的孕妇大多数喜欢富含高脂肪高糖的点心、饮料和肉类食物，却对粗粮、高膳食纤维、低血糖指数的食物不感兴趣。

继发性糖尿病(Secondary Diabetes Mellitus，SDM)是由已知的原发疾病引起的一种慢性高血糖并发症，具有血糖升高及血糖波动等特点(张婷婷，毋义明，2010)。从病因分析有以下几类：①胰源性糖尿病：即急慢性胰腺炎、纤维结石胰腺病、胰腺癌等原因累及胰岛细胞，导致胰岛素合成及分泌减少，造成血糖升高。②医源性糖尿病：长期服用肾上腺糖类皮质醇、噻嗪类似利尿药物、女性激素等也可引起糖代谢紊乱。③内分泌性糖尿病：如甲状腺、肾上腺，肝脏疾病导致的生长激素、肾上腺皮质激素、儿茶酚胺等激素变化的同时也会导致血糖升高，有时还会有血糖升高先于疾病特征性的临床表现发生(王霞，赵昱，2005)。

5.1.2　糖尿病的诊断路径和临床指征

中国的糖尿病诊断标准：根据中国国家卫健委发布的糖尿病诊断标准，满足以下任何一条即可诊断为糖尿病：A. 糖尿病症状，高血糖所导致的多饮，多食，多尿，体重下降，皮肤瘙痒，视力模糊等急性代谢紊乱表现，加随机血糖静脉血浆葡萄糖水平≥11.1mmol/L；B. 空腹血糖（FPG），静脉血浆葡萄糖水平≥7.0mmol/L；C. 葡萄糖负荷后2h血糖，静脉血浆葡萄糖水平≥11.1mmol/L。除此之外，在《中国2型糖尿病防治指南（2020版）》中，CDS将HbA1c正式纳入糖尿病的诊断标准当中，以HbA1c≥6.5%作为切点，辅助糖尿病的诊断（见表5-1）。

表5-1 糖尿病诊断标准

诊断标准	静脉血浆葡萄糖或糖化血红蛋白水平
典型糖尿病症状（烦渴多饮、多尿、多食、不明原因体重下降）	
随机血糖	≥11.1mmol/L
或加上空腹血糖	≥7.0mmol/L
或加上葡萄糖负荷后2h血糖	≥11.1mmol/L
或加上糖化血红蛋白	≥6.5%
无糖尿病典型症状者，需改日复查确认	

注：空腹状态指至少8h没有进食热量；随机血糖指不考虑上次用餐时间，一天中任意时间的血糖，不能用来诊断空腹血糖或糖耐量异常。

糖尿病的临床诊断是一个相对复杂的过程（见图5-2），不同类型的糖尿病可表现出相同或相似的症状。各种类型的糖尿病临床指征如下：

5.1.2.1 1型糖尿病的临床指征

目前T1DM尚无确切的诊断标准，主要根据临床特征来诊断。支持1型糖尿病诊断的临床特征包括：①发病年龄通常小于20岁，但也可以在任何年龄发病；②发病较急，多以口干、多饮和多尿、体重下降等"三多一少"等症状起病，部分患者可能严重至出现脱水、循环衰竭或昏迷等酮症酸中毒的症状；③在治疗方式上依赖胰岛素治疗。满足上述两个条件的患者应警惕T1DM的可能，先给予胰岛素治疗，定期观察胰岛功能衰竭程度，辨别其他糖尿病类型，最终确定分型。

除此之外，还需配合实验室检查项目进行辅助诊断。对于起病初期患者，

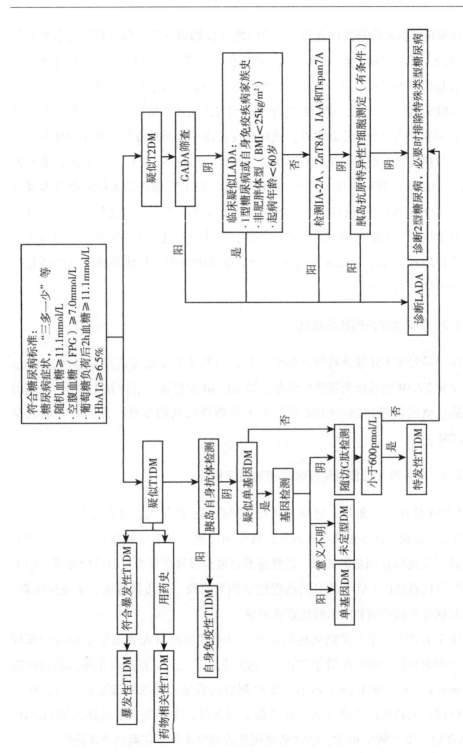

图5-2 糖尿病的诊断路径

C 肽含量较能指示疾病发展进程。C 肽由胰岛 β 细胞分泌，与自身胰岛素摩尔量是一致的，且不易被肝脏代谢，因此可以作为检测胰岛细胞功能的重要指标之一。若起病一年内餐后或其他刺激后的 C 肽<600pmol/L，应疑诊为 T1DM，后期随访持续监测 C 肽变化，进行最终分型。该方法尤其适用于已经开始使用外源性胰岛素的糖尿病患者。除此之外，胰岛自身抗体是诊断自身免疫性 T1DM 的关键指标，包括谷氨酸脱羧酶抗体(GADA)、胰岛细胞抗体(ICA)、人胰岛细胞抗原 2 抗体(IA-2A)、锌转运体 8 抗体(ZnT8A)等。以上指标在临床检测中经常联合使用，这样有助于提高 T1DM 的检出率。由于 T1DM 为多基因遗传糖尿病，其人类白细胞抗原(HLA)易感基因行存在差异，因此对于疑诊 T1DM 单胰岛自身免疫抗体阴性患者，可进行 HLA 易感基因分型以帮助诊断。其他的检测指标还包括抗原特异性 T 细胞等。

5.1.2.2 2 型糖尿病的临床指征

由于早发 T2DM 缺乏特异性临床特征，与其他类型糖尿病难以鉴别。因此，成人早发 T2DM 的诊断为排除性诊断，即 18~40 岁患者在被排除 T1DM、单基因糖尿病、继发性糖尿病、GDM 后且无未定型糖尿病的特征，可诊断为成人早发 T2DM。

5.1.2.3 成人隐匿性自身免疫糖尿病的临床指征

LADA 临床特征兼具 1 型糖尿病和 2 型糖尿病的特点，患者也会有"三多一少"的典型症状，且在起病后的数月至数年间，通常不需要胰岛素治疗，但随着病程进展及胰岛 β 细胞的破坏，需要逐渐过渡至以胰岛素为主的治疗方案。由上述特征可以总结出 LADA 的自然病程包括四个阶段：遗传易感期、免疫反应期、临床非胰岛素依赖期和临床胰岛素依赖期。

由于 LADA 属于 1 型糖尿病的亚型，因此其诊断首先要满足糖尿病诊断标准。目前的具体诊断标准仍存在争议，应用最为广泛的诊断标准是糖尿病免疫协会(Immunology of Diabetes Society，IDS)制定的标准：糖尿病诊断成立后，排除妊娠糖尿病或其他特殊糖尿病，并具备 3 项条件：①胰岛自身抗体阳性(GADA 或 IA-2A)；②年龄≥30 岁；③诊断糖尿病后至少半年不依赖胰岛素治疗。

《成人隐匿性自身免疫糖尿病诊疗中国专家共识(2021 版)》更新总结了 LADA 的临床特征:①发病年龄≥18 岁;②胰岛自身抗体阳性,或胰岛自身免疫 T 细胞阳性;③诊断糖尿病后至少半年不依赖胰岛素治疗。该共识认为,具备以上 3 项,便可诊断为 LADA。而 2020 年 8 月国际专家小组发布《2020 国际专家组共识:成人隐匿性自身免疫性糖尿病的管理》将年龄≥30 岁作为 LADA 诊断的节点,并列出了:①家族或个人的自身免疫疾病史;②代谢综合征的发生率比 T2DM 低;③与 T2DM 相比,心血管疾病结局无特异性差异;④C 肽水平下降较 T1DM 慢;⑤谷氨酸脱羧酶抗体(GADA)阳性是最敏感的标志物,其他自身抗体的敏感性较低;⑥在糖尿病发病初期无须胰岛素治疗等主要特征。

单一谷氨酸脱羧酶抗体(GADA)是 LADA 患者最常见的胰岛自身抗体,联合抗体筛查可提高 LADA 诊断率。在《成人隐匿性自身免疫糖尿病诊疗中国专家共识(2021 版)》和《2020 国际专家组共识:成人隐匿性自身免疫性糖尿病的管理》中均将 GADA 检测作为 LADA 诊断的重要方法之一。

糖尿病不同亚型的主要临床指征归纳见表 5-2。

表 5-2 糖尿病亚型的主要临床特征

特征	典型年轻起病 T1DM	典型成人起病 T1DM	典型或真 T2DM	LADA	单基因变体携带者
诊断年龄(岁)	<20	>20	成年	>30	25 岁前或成年前
明显高血糖症状	常见	常见	无或亚临床	无或亚临床	无或亚临床
诊断时出现急性并发症的风险	增加	增加	无或低	无或低	无或低
诊断时酮体	存在	存在	无	无	无
酮症酸中毒	除非患者接受胰岛素治疗,否则迅速发生	无 C 肽储备受试者的快速发展	诊断时无,随访期间在严重胰岛素血症受试者中罕见发生	诊断时无,随访期间在严重胰岛素血症受试者有风险	无
T1DM 家族史	阴性或阳性	阴性或阳性	无	阴性或阳性	否

续表

特征	典型年轻起病 T1DM	典型成人起病 T1DM	典型或真型 T2DM	LADA	单基因变体携带者
T2DM 家族史	阴性或阳性	阴性或阳性	常见	阴性或阳性	阳性
BMI	体重轻或正常	正常或超重	超重或肥胖	正常，超重或肥胖	正常
诊断时的胰岛素抵抗	无	无或增加	增加	增加，无 T2DM 明显	无或增加
高密度脂蛋白胆固醇水平	正常	正常	低	正常	正常
胰岛细胞抗体	阳性	阳性	阴性	阳性	阴性
GADA	阳性	阳性	阴性	阳性	阴性
存在多种胰岛细胞自身抗体	常见	常见	阴性	比 T1DM 少	阴性
起病时的胰岛素需求	是	是	无	无	无
部分缓解期	常见	常见	无	无相关研究	无
随访期间的胰岛素需求	是	是	低于 LADA	约为 T2DM 两倍	罕见
诊断时 C 肽	低或阴性	低或阴性	阳性或高度阳性	降低但可检测	阳性
非空腹 C 肽（pmol/L）	≤300	≤300	≥600	≤300 或 300~600 需随访量化	300~600
随访时 C 肽下降速度	快	比年轻起病 T1DM 慢	慢	比 T2DN 快 比 T1DM 慢	慢

注：a. 多种胰岛细胞自身抗体包括酪氨酸磷酸酶 IA2 抗体（IA2-Ab）、锌转运体同工型 8 自身抗体（ZnT8A）、tetraspanin7 自身抗体和胰岛素自身抗体（IAA）；b. 部分缓解是指一种自身免疫糖尿病换阵子诊断后不久所经历的阶段，主要特征为胰岛 β 细胞功能短暂恢复导致的低胰岛素需求（<0.5 单位/kg 体重/天）和改善的血糖控制（6%≤HbA1c≤7%）（Mortensen et al.，2009；Zhong et al.，2020）。

5.2　糖尿病的靶向膳食干预策略

5.2.1　干预原则和方案

5.2.1.1　干预原则

　　糖尿病是一种与生活方式、行为意识关系密切的终身性疾病,特别强调生活方式和行为的改变及高危人群对干预的依从性(黄建萍,陈大灵,2008)。WHO在 2002 年"世界卫生日"建议将每天参加适度的体育活动,戒烟和平衡膳食作为慢性病主要干预措施(李牲,2002)。良好的健康行为包括合理饮食、适度运动、血糖监测、健康教育、口服药和胰岛素被称为糖尿病防治的"五驾马车"(见图 5-3)。

图 5-3　糖尿病防治的"五驾马车"

图 5-3 中,饮食治疗的主要目的为:

(1)控制血糖和血脂;

(2)达到和维持理想体重;

(3)通过合理的饮食改善整体的健康状况;

(4)强调特殊需要,满足治疗需要;

(5)防止各种糖尿病急慢性并发症的发生。进行膳食干预时，以平衡膳食，选择多样化、营养合理的饮食为主，需合理控制总热能，达到或维持理想体重即可。并在此基础上坚持少食多餐，定时定量进餐。

5.2.1.2　干预方案

近年来，越来越多的精确的科学饮食概念陆续被写入糖尿病管理方案，主张根据个人病情、饮食习惯结合专业指导来选择合适的膳食方案，目前常见的膳食模式包括素食模式、地中海模式、低碳水化合物膳食、低血糖指数(GI)和低血糖负荷(GL)膳食。该膳食方案主要侧重于饮食搭配，致力于在减缓病症的同时保证个人营养。除了常规饮食结构干预，合理添加益生菌、益生元和合生元也能辅助降低血糖，改善糖尿病及并发症的症状。益生菌、益生元和合生元均能够用于调节肠道微生物的组成，以此改善葡萄糖代谢创造环境。

益生菌是人体肠道的正常菌群，对维持宿主肠道菌群平衡，提高宿主健康状态起重要作用(崔振威，奇建华，2014)。2001 年世界卫生组织将益生菌定义为"通过摄取适当的量，对宿主有益的活性微生物"。临床上常用的菌株包括乳酸杆菌、双歧杆菌、链球菌属细菌和酵母菌(施昕琦，杨飔，2017)。以天然产品为基础的健康饮食是一个有前途的发展战略。益生菌由于其安全性好、副作用小等特点，作为糖尿病患者的膳食补充剂越来越受到研究者的重视。与益生菌这种活的生物不同，益生元属于食物成分，可以通过选择性刺激部分肠道微生物群的生长和/或有活性而有益地影响宿主。目前可用的益生元包括人乳寡糖(HMO)、乳果糖和菊糖衍生物。合生元则是包含活微生物和被宿主肠道微生物群选择性利用以赋予"宿主健康益处"的底物的混合物，简单来说就是益生菌和益生元的组合制剂。另外，后益生菌，也称为"非活性益生菌"或"灭活益生菌"，是由活菌发酵产生或细菌裂解后释放的功能性生物活性化合物(Rossoni, et al., 2020)。后生物制剂包括由微生物代谢活动释放或产生的任何直接或间接对宿主产生有益影响的物质。目前越来越多的证据表明，添加益生菌、益生元和合生元可以控制血糖，但是由于研究条件和方法的异质性，导致部分同菌种研究出现相反的结果，所以后续需要进行详细的工作来设计稳健的方法，以确定这些积极的变化是否直接归因于肠道微生物群的改变和所涉及的复杂代谢机制。一旦能更好地阐述相关机制，这些饮食补充的潜力在糖尿病的管理中就可以得到充分发挥。

5.2.2 预期干预效果

糖尿病患者在日常科学的饮食结构下补充益生菌、益生元和合生元，可以推迟疾病进程，减少药物使用，缓解药物成本和副作用带来的不适。益生菌、益生元和合生元治疗糖尿病是无法通过单一机制实现的，而是多种机制之间相互结合或辅助协同来完成，主要是通过调节肠道微生态平衡、抑制免疫系统功能、保持肠道屏障完整、降低机体氧化应激反应和血糖水平来缓解糖尿病。

5.2.3 1型糖尿病的靶向膳食干预

共生菌调节宿主多项生理活动，并在微生物群落中为宿主及共生体提供多种营养和代谢相关物质（Donaldson et al.，2016；Landy et al.，2015）。在健康个体中，这种关系是平衡发展的。

据文献统计，目前对糖尿病有较为明显的改善效果的菌种主要有三类：乳杆菌、双歧杆菌和链球菌，其他还包括酵母、乳球菌和丁酸梭菌（见表5-3），主要原因为机体自身肠道微环境内天然存在这些菌种，胃肠道耐受高，易于定植。虽然大部分仅处于实验室研究阶段，但已经表现出足够的潜力，大多数菌株独立使用即可降低体内炎症反应，延缓疾病病程的发展，部分菌株还有修复受损胰岛 β细胞，降低机体血糖水平，诱导胰岛 Treg 等作用。除此之外，也可将益生菌的生物制剂与医用器械相结合，比如使用涂含有热灭活春甘乳球菌 CAU-1447 生物制剂的医用敷贴，可以有效改善糖尿病患者由于体内活动减少，血管生成受阻造成的伤口愈合缓慢问题（Nam，et al.，2021）。也可将益生菌与营养素结合，比如与欧米伽-3（Bayat et al.，2019），维生素 C（Aluwong et al.，2016）等混合使用，也可抑制氧化应激，减少肝损伤。临床随机双盲试验以多种益生菌的组合制剂为主，从结果显示菌株的有效性差异较大，可能与组合菌株种类和用量有关，但总体来看益生菌组合制剂也能有效降低糖尿病患者血糖水平和 HbA1c 的含量（Kumar et al.，2021；Mafi et al.，2018；Wang et al.，2022a），具有较好的发展前景。

抗胰岛细胞自身免疫的发生先于临床 1 型糖尿病的发病，并且在 3~5 周龄非肥胖糖尿病（NOD）小鼠中开始出现。在此时期，饮食因素对肠道微生物组有很强的影响，而肠道微生物组在婴儿免疫系统的发育中起着核心作用。目前有一项正在持续进行的国际试验——"年轻糖尿病患者的环境决定因素"（TEDDY），旨在鉴定导致胰岛自身免疫性和 1 型糖尿病的环境因素和基因-环境相互作用。试验数据表明，在遗传上有患 1 型糖尿病风险的儿童中，早期服用益生菌（主要是乳酸菌和双歧杆菌）可能降低胰岛自身免疫的风险，特别是在具有最高风险的人类白细胞抗原（HLA）DR3/4 基因型的儿童中最为明显（Vnsitalo，et al.，2016）。因此，益生菌早期干预也可推迟糖尿病的发病时间，且断奶期是益生菌干预的理想时间。

表 5-3　益生菌对 1 型糖尿病的影响

菌　种	降低血糖水平	修复胰岛细胞	提高胰岛素表达	延缓糖尿病发展	促进胰岛 Treg	抑制炎症	降低氧化应激	参考文献
唾液乳杆菌亚种、水杨酸乳杆菌 AP32、约氏乳杆菌 MH-68 和动物双歧杆菌 CP-9	✓			✓				20
多菌株 De Simone 益生菌制剂	✓							21
鼠李糖乳杆菌 GG 和乳酸双歧杆菌 Bb12		✕						24
鼠李糖乳杆菌 GG						✓		25
长双歧杆菌、短双歧杆菌、嗜酸乳杆菌、干酪乳杆菌、德氏乳杆菌德氏亚种、保加利亚链球菌、植物链球菌和唾液链球菌亚种嗜热链球菌				✕				26

续表

菌 种	降低血糖水平	修复胰岛细胞	提高胰岛素表达	延缓糖尿病发展	促进胰岛 Treg	抑制炎症	降低氧化应激	参考文献
嗜酸乳杆菌 ZT-L1、两歧双歧杆菌 ZT-B1、罗伊氏乳杆菌 ZT-Lre 和发酵乳杆菌 ZT-L3	✓		✓					22
乳酸菌和双歧杆菌	✓							27
布氏酵母							✓	28
嗜黏蛋白阿克曼氏菌				✓	✓			29
丁酸梭菌 CGMCC0313.1				✓	✓	✓		30
约氏乳杆菌 N6.2				✓		✓		31
乳球菌				✓				32
嗜酸乳杆菌、干酪乳杆菌、罗伊氏乳杆菌、双歧杆菌和嗜热链球菌		✓		✓				33
短乳杆菌 KLDS 1.0727 和 KLDS 1.0373 菌株		✓						26
植物乳杆菌 299v 配合无麸质水解酪蛋白饮食				✓		✓		34
热灭活春甘乳球菌 CAU 1447 后生物制剂						✓		17
乳酸菌表达的定植因子抗原 I(CFA/I)						✓		35
肠系膜明串珠菌 EH-1 菌株	✓		✓			✓		36
干酪乳杆菌配合欧米伽-3							✓	18
酿酒酵母配合维生素 C	✓						✓	19

5.2.4　2 型糖尿病的靶向膳食干预

随着经济的发展，人们的饮食结构发生了巨大的变化，从以植物性食物为主发展成以高脂、高糖、高热量的动物性食物为主的饮食模式，这也是导致 T2DM 高发的原因之一。对中国居民近三十年膳食摄入变化的调查研究显示，我国居民畜肉类动物性食物和食用油摄入量明显过高，而蔬菜、水果等含微量元素较高的膳食摄入量则偏低（王志宏，等，2019）。居民膳食结构不合理，微量营养缺乏状况普遍存在，连同其他不良生活方式，我国肥胖以及相关的慢性疾病问题日趋严重，尤其是 T2DM。由于患有 2 型糖尿病的绝大多数病人属于肥胖或超重（BMI 高于 25），因此饮食控制和膳食干预是非药物辅助治疗的主要手段之一，通过减肥来控制糖脂代谢，以此来平衡体内糖水平。

与 1 型糖尿病干预预期目标略有不同的是，胰岛素抵抗和脂代谢异常是检测膳食干预 2 型糖尿病有效性的重要指标之一。糖尿病的血脂异常既包括脂蛋白数量和质量的异常，又包括脂蛋白代谢的紊乱。据统计，中国 70% 以上的 2 型糖尿病患者合并有高血压、血脂异常等，因此，脂代谢紊乱在该疾病发展中发挥着重要作用（刘双英，2016）。干酪乳杆菌（Gu et al.，2023；He et al.，2022；Zhang，et al.，2021）、东京芽孢杆菌（Okyere et al.，2021；Ren et al.，2022）和马氏克卢维菌 PCH397（Nag et al.，2022）等一方面可以通过调控肝脏脂肪酸代谢，抑制脂肪生成影响血脂异常，降低体重；另一方面也可以抑制血糖升高和炎症反应，降低胰岛素抵抗，从而有助于疾病的恢复，见表 5-4。其中干酪乳杆菌 HII01 通过临床随机双盲试验证实，其可以有效降低糖尿病患者空腹血糖水平，炎症因子水平，改善肠道菌群结构（Toejing et al.，2021）。除了益生菌本身，益生菌的代谢或者发酵产物对糖尿病治疗也有一定的帮助，即后益生菌。后益生菌，也称为"非活性益生菌"或"灭活益生菌"，是由活菌发酵产生或细菌裂解后释放的功能性生物活性化合物（Rossoni，et al.，2020）。植物乳杆菌、酿酒酵母菌和热带醋酸杆菌发酵的芹菜汁可显著抑制体重增加，预防血脂异常和高血糖，改变肠道微生物群的组成，增加了厚壁菌门/拟杆菌门的比例和有益细菌的相对丰度（Zhao et al.，2021）。植物乳杆菌 FNCC 0027 发酵的牙买加樱桃的产物中酚含量升高，可降低血糖，提高宿主抗氧化能力等（Frediansyah et al.，2021）。

表 5-4　膳食干预对 2 型糖尿病的影响

类型	菌种	调控肠道菌群	降低血糖水平	改善胰岛素抵抗	抑制炎症	改善脂代谢	降低氧化应激	参考文献
益生菌	乳杆菌 CGMCC2166					✓		57
	干酪乳杆菌、植物乳杆菌 P-8、鼠李糖乳杆菌 Probio-M9、动物双歧杆菌亚种 M8（Probio-M8）和动物双歧杆菌亚种 V9	✓	✓	✗				58
	鼠李糖杆菌 Hao9	✓	✓		✓			59
	副干酪乳杆菌 IMC 502	✓		✓	✓	✓		39
	东京芽孢杆菌 SAU-20		✓	✓		✓	✓	42
	乳酸菌 CECT9879							60
	马氏克卢维菌 PCH397			✓				44
	干酪乳杆菌	✓				✓		41
	东京芽孢杆菌 SA-19		✓				✓	43
	干酪乳杆菌 LC89	✓			✓			40
	发酵乳杆菌 TKSN041		✓		✓	✓		61
	干酪乳杆菌 HII01	✓	✓		✓			45
	多菌株益生菌补充剂 ProbiogluTM：杨柳杆菌 AP-32、约翰氏乳杆菌 MH-68、罗伊氏乳杆菌 GL-104 和动物双歧杆菌亚种 CP-9		✓		✓		✓	62
后益生菌	植物乳杆菌 JY039 的胞外多糖（EPS）和副干酪乳杆菌 JY062 联用	✓			✓			63
	植物乳杆菌、酿酒酵母菌和热带醋酸杆菌发酵芹菜汁	✓				✓		46
	植物乳杆菌 FNCC 0027 发酵牙买加樱桃		✓				✓	47

续表

类型	菌种	调控肠道菌群	降低血糖水平	改善胰岛素抵抗	抑制炎症	改善脂代谢	降低氧化应激	参考文献
益生元	甜菊根中的水溶性菊粉型果聚糖（SRRP）	✓	✓			✓	✓	51
	莼菜多糖 BSP-1a 和 BSP-U100	✓				✓		49
	黄芪花山奈酚	✓	✓					50
	相对低剂量的二甲双胍联合马尾藻多糖（LMET-SFP）	✓	✓	✓		✓		54
	姜黄素和槲皮素		✓				✓	64
合生元	黄精皂苷（PSS）和乳酸菌干酪 L. ATCC393 与保加利亚 L. 1. 1480 联用		体外降糖					65
	益生菌（Prob）和小檗碱（BBR）联用					✓		56
	薏米种子内容物和副干酪乳杆菌、凝固芽孢杆菌联用	✓		✓	✓	✓		55

　　研究发现，2 型糖尿病的发生发展与肠道菌群存在密不可分的关联（Kootte，et al.，2012）。多糖具有多种药理作用，包括降糖、降血脂、抗氧化、抗炎和抗癌等特性。某些天然多糖可以在肠道中发酵，以调节肠道菌群并产生对宿主有益的代谢物，如短链脂肪酸（SCFAs）。多种益生元如莼菜多糖 BSP-1a 和 BSP-U100（Boukaba et al.，2022）、黄芪花提取物（Zhang et al.，2022）以及甜菊根的水溶性菊粉型果聚糖（Tang，et al.，2023）均能影响肠道菌群结构，主要表现为降低厚壁菌门/拟杆菌门比例，提高双歧杆菌水平，降低葡萄球菌等致病菌数量。二甲双胍为一线降糖药物，可有效降低 2 型糖尿病患者的血糖。既往研究发现二甲双胍口服降糖作用明显，静脉注射降糖作用不明显，说明二甲双胍的作用机制与胃肠道直接相关（Bonora，et al.，1984），猜测二甲双胍的作用靶点可能是肠道微生物

（Wu et al.，2017），因此多糖和二甲双胍联合使用或许可以起到辅助作用。如低剂量的二甲双胍联合马尾藻多糖（LMET-SFP）使用在降低空腹血糖水平、胰岛素抵抗指数和血清胆固醇方面的效果优于单用二甲双胍。同时 LMET-SFP 还可以降糖，增加乳酸杆菌和双歧杆菌的水平（Wu et al.，2022）。

　　虽然近年来对益生菌和益生元已经进行了广泛的研究，但使用合成菌的饮食仍然相对未被探索。研究人员将薏米种子内容物和副干酪乳杆菌、凝固芽孢杆菌组合使用有助于改善肥胖诱导的体重增加、高脂血症、糖耐量受损、胰岛素抵抗以及脂肪和肝脏组织的炎症，促进了诱导的肥胖小鼠肠道细菌多样性和组成的重建（Chiou, et al.，2021）。益生菌和小柴碱的联合治疗可以改善餐后总胆固醇（pTC）和低密度脂蛋白胆固醇（pLDLc）水平，具有协同降脂作用（Wang et al.，2022b）。

本章参考文献

［1］MARITIM AC，R A SANDERS，J B WATKINS. Diabetes, oxidative stress, and antioxidants：a review［J］. Journal of Biochemical and Molecular Toxicology，2003，17（1）：24-38.

［2］虞睿琪，付俊玲，肖新华. 特殊类型糖尿病的临床识别［J］. 中国实用内科杂志，2020，40（1）：19-24.

［3］祁晓峰，朱俊真，张昊昱，等. 一例矮妖精貌综合征的临床及产前基因诊断［J］. 中国优生与遗传杂志，2021，29（6）：821-823.

［4］梁丽，刘赫. A 型胰岛素抵抗综合征及其临床处理［J］. 实用糖尿病杂志，2014，10（4）：8-9.

［5］殷丽琴，许文琼. 先天性全身脂肪萎缩性糖尿病研究进展［J］. 实用临床医学，2020，21（11）：101-106.

［6］王林琳，侯红瑛. 妊娠期糖尿病研究进展［J］. 新医学，2009，40（4）：271-273，228.

［7］张婷婷，母义明. 继发性糖尿病血糖管理［J］. 中国实用内科杂志，2010，30（9）：777-779.

［8］王霞，赵昱．仝小林教授论继发性糖尿病的中医治疗［J］．中医药学刊，2005
（10）：1764-1765.

［9］许琳．糖尿病的形成机理（病因）及其临床诊断标准［J］．基因组学与应用生物
学，2021，40（3）：1426-1429.

［10］黄建萍，陈大灵．糖尿病的流行趋势及预防控制策略的研究进展［J］．现代
预防医学，2008（5）：962-964.

［11］李牲．缺乏体力活动是疾病和残疾的主要原因——纪念 2002 世界卫生
日［J］．中国慢性病预防与控制，2002（3）：106.

［12］崔振威，奇建华．益生菌的研究进展［J］．中国医药指南，2014，12（32）：
58-59.

［13］施昕琦，杨飏．益生菌临床应用的研究进展［J］．实用药物与临床，2017，
20（3）：349-352.

［14］ROSSONI R D, et al. The Postbiotic Activity of Lactobacillus paracasei 28. 4
Against Candida auris［J］. Frontiers In Cellular and Infection Microbiology,
2020, 10：397.

［15］DONALDSON G P, S M LE, S K MAZMANIAN. Gut biogeography of the
bacterial microbiota［J］. Nature Reviews, Microbiology, 2016, 14（1）：20-32.

［16］LANDY J, et al. Variable alterations of the microbiota, without metabolic or
immunological change, following faecal microbiota transplantation in patients with
chronic pouchitis［J］. Scientific Reports, 2015, 5：12955.

［17］NAM Y, et al. Improvement of Cutaneous Wound Healing via Topical Application
of Heat-Killed Lactococcus chungangensis CAU 1447 on Diabetic Mice［J］.
Nutrients, 2021, 13（8）.

［18］BAYAT M, et al. The Effects of Soy Milk Enriched with Lactobacillus casei and
Omega-3 on the Tibia and L5 Vertebra in Diabetic Rats：a Stereological Study［J］.
Probiotics and Antimicrobial Proteins, 2019, 11（4）：1172-1181.

［19］ALUWONG T, et al. Amelioration of Hyperglycaemia, Oxidative Stress and
Dyslipidaemia in Alloxan-Induced Diabetic Wistar Rats Treated with Probiotic and
Vitamin C［J］. Nutrients, 2016, 8（5）.

［20］WANG C H, et al. Adjuvant Probiotics of Lactobacillus salivarius subsp. salicinius AP-32, L. johnsonii MH-68, and Bifidobacterium animalis subsp. lactis CP-9 Attenuate Glycemic Levels and Inflammatory Cytokines in Patients With Type 1 Diabetes Mellitus［J］. Frontiers In Endocrinology, 2022, 13: 754401.

［21］KUMAR S, et al. A high potency multi-strain probiotic improves glycemic control in children with new-onset type 1 diabetes mellitus: A randomized, double-blind, and placebo-controlled pilot study ［J］. Pediatric Diabetes, 2021, 22 (7): 1014-1022.

［22］MAFI A, et al. Metabolic and genetic response to probiotics supplementation in patients with diabetic nephropathy: a randomized, double-blind, placebo-controlled trial［J］. Food & Function, 2018, 9(9): 4763-4770.

［23］UUSITALO U, et al. Association of Early Exposure of Probiotics and Islet Autoimmunity in the TEDDY Study ［J］. JAMA Pediatrics, 2016, 170 (1): 20-28.

［24］GROELE L, et al. Lack of effect of Lactobacillus rhamnosus GG and Bifidobacterium lactis Bb12 on beta-cell function in children with newly diagnosed type 1 diabetes: a randomised controlled trial［J］. BMJ Open Diabetes Research & Care, 2021, 9(1).

［25］NELIOS G, et al. New Wild-Type Lacticaseibacillus rhamnosus Strains as Candidates to Manage Type 1 Diabetes［J］. Microorganisms, 2022, 10(2).

［26］ABDELAZEZ A, et al. Screening Potential Probiotic Characteristics of Lactobacillus brevis Strains In Vitro and Intervention Effect on Type I Diabetes In Vivo［J］. BioMed Research International, 2018, 2018: 7356173.

［27］ROESCH L F W, et al. Culture-independent identification of gut bacteria correlated with the onset of diabetes in a rat model［J］. The ISME Journal, 2009, 3(5): 536-548.

［28］BARSSOTTI L, et al. Saccharomyces boulardii modulates oxidative stress and renin angiotensin system attenuating diabetes-induced liver injury in mice［J］. Scientific Reports, 2021, 11(1): 9189.

［29］HÄNNINEN A，et al. Akkermansia muciniphila induces gut microbiota remodelling and controls islet autoimmunity in NOD mice［J］. Gut, 2018, 67 (8)：1445-1453.

［30］JIA L，et al. Clostridium butyricum CGMCC0313. 1 Protects against Autoimmune Diabetes by Modulating Intestinal Immune Homeostasis and Inducing Pancreatic Regulatory T Cells［J］. Frontiers In Immunology, 2017, 8：1345.

［31］VALLADARES R，et al. Lactobacillus johnsonii N6. 2 mitigates the development of type 1 diabetes in BB-DP rats［J］. PloS One, 2010, 5(5)：e10507.

［32］LIU K F，et al. Oral administration of Lactococcus lactis-expressing heat shock protein 65 and tandemly repeated IA2P2 prevents type 1 diabetes in NOD mice［J］. Immunology Letters, 2016, 174：28-36.

［33］KIM T K，et al. Amelioration of Autoimmune Diabetes of NOD Mice by Immunomodulating Probiotics［J］. Frontiers In Immunology, 2020, 11：1832.

［34］SARGIN P，et al. Lactiplantibacillus plantarum 299v supplementation modulates β-cell ER stress and antioxidative defense pathways and prevents type 1 diabetes in gluten-free BioBreeding rats［J］. Gut Microbes, 2022, 14(1)：2136467.

［35］NELSON A S，et al. Oral probiotic promotes indoleamine 2，3-dioxygenase-and TGF-β-Producing plasmacytoid dendritic cells to initiate protection against type 1 diabetes［J］. Immunology Letters, 2021, 239：12-19.

［36］TRAISAENG S，et al. Leuconostoc mesenteroides fermentation produces butyric acid and mediates Ffar2 to regulate blood glucose and insulin in type 1 diabetic mice［J］. Scientific Reports, 2020, 10(1)：7928.

［37］王志宏，等. 中国居民膳食结构的变迁与营养干预策略发展［J］. 营养学报, 2019, 41(5)：427-432.

［38］刘双英. 新诊断 2 型糖尿病患者并发心血管疾病的临床特点分析［J］. 中国药物与临床, 2016, 16(11)：1667-1668.

［39］GU Y，et al. Lactobacillus paracasei IMC 502 ameliorates type 2 diabetes by mediating gut microbiota-SCFA-hormone/inflammation pathway in mice［J］. Journal of the Science of Food and Agriculture, 2023, 103(6)：2949-2959.

［40］ZHANG Y, et al. Lactobacillus casei LC89 exerts antidiabetic effects through regulating hepatic glucagon response and gut microbiota in type 2 diabetic mice［J］. Food & Function, 2021, 12(18): 8288-8299.

［41］HE Q, et al. Lactobacillus casei Zhang exerts anti-obesity effect to obese glut1 and gut-specific-glut1 knockout mice via gut microbiota modulation mediated different metagenomic pathways［J］. European Journal of Nutrition, 2022, 61 (4): 2003-2014.

［42］REN Z, et al. Oral Administration of Bacillus toyonensis Strain SAU-20 Improves Insulin Resistance and Ameliorates Hepatic Steatosis in Type 2 Diabetic Mice［J］. Frontiers In Immunology, 2022, 13: 837237.

［43］OKYERE S K, et al. Bacillus toyonensis SAU-19 Ameliorates Hepatic Insulin Resistance in High-Fat Diet/Streptozocin-Induced Diabetic Mice［J］. Nutrients, 2021, 13(12).

［44］NAG D, et al. In Vitro Characterisation Revealed Himalayan Dairy Kluyve-romyces marxianus PCH397 as Potential Probiotic with Therapeutic Properties［J］. Probiotics and Antimicrobial Proteins, 2022.

［45］TOEJING P, et al. Influence of Lactobacillus paracasei HII01 Supplementation on Glycemia and Inflammatory Biomarkers in Type 2 Diabetes: A Randomized Clinical Trial［J］. Foods (Basel, Switzerland), 2021, 10(7).

［46］ZHAO D, et al. Beneficial impacts of fermented celery (Apium graveolens L.) juice on obesity prevention and gut microbiota modulation in high-fat diet fed mice［J］. Food & Function, 2021, 12(19): 9151-9164.

［47］FREDIANSYAH A, et al. Fermentation of Jamaican Cherries Juice Using Lactobacillus plantarum Elevates Antioxidant Potential and Inhibitory Activity against Type II Diabetes-Related Enzymes［J］. Molecules (Basel, Switzerland), 2021, 26(10).

［48］KOOTTE R S, et al. The therapeutic potential of manipulating gut microbiota in obesity and type 2 diabetes mellitus［J］. Diabetes, Obesity & Metabolism, 2012, 14(2): 112-120.

[49]BOUKABA A, et al. Ectopic expression of meiotic cohesin generates chromosome instability in cancer cell line[J]. Proceedings of the National Academy of Sciences of the United States of America, 2022, 119(40): e2204071119.

[50]ZHANG S S, et al. Exploring Active Ingredients, Beneficial Effects, and Potential Mechanism of Allium tenuissimum L. Flower for Treating T2DM Mice Based on Network Pharmacology and Gut Microbiota[J]. Nutrients, 2022, 14 (19).

[51]TANG Z, et al. Structural elucidation and hypoglycemic effect of an inulin-type fructan extracted from Stevia rebaudiana roots[J]. Food & Function, 2023, 14 (5): 2518-2529.

[52]BONORA E, et al. Lack of effect of intravenous metformin on plasma concentrations of glucose, insulin, C-peptide, glucagon and growth hormone in non-diabetic subjects[J]. Current Medical Research and Opinion, 1984, 9(1): 47-51.

[53]WU H, et al. Metformin alters the gut microbiome of individuals with treatment-naive type 2 diabetes, contributing to the therapeutic effects of the drug[J]. Nature Medicine, 2017, 23(7): 850-858.

[54]WU J, et al. Sargassum fusiforme polysaccharide is a potential auxiliary substance for metformin in the management of diabetes[J]. Food & Function, 2022, 13 (5): 3023-3035.

[55]CHIOU W C, et al. Synbiotic Intervention with an Adlay-Based Prebiotic and Probiotics Improved Diet-Induced Metabolic Disturbance in Mice by Modulation of the Gut Microbiota[J]. Nutrients, 2021, 13(9).

[56]WANG S, et al. Combined berberine and probiotic treatment as an effective regimen for improving postprandial hyperlipidemia in type 2 diabetes patients: a double blinded placebo controlled randomized study[J]. Gut Microbes, 2022, 14 (1): 2003176.

[57]WANG Y, et al. A Single Strain of Lactobacillus (CGMCC 21661) Exhibits Stable Glucose-and Lipid-Lowering Effects by Regulating Gut Microbiota[J].

Nutrients, 2023, 15(3).

[58]CHEN Y, et al. Adjunctive Probio-X Treatment Enhances the Therapeutic Effect of a Conventional Drug in Managing Type 2 Diabetes Mellitus by Promoting Short-Chain Fatty Acid-Producing Bacteria and Bile Acid Pathways[J]. MSystems, 2023, 8(1): e0130022.

[59]HAN M, et al. Lacticaseibacillus rhamnosus Hao9 exerts antidiabetic effects by regulating gut microbiome, glucagon metabolism, and insulin levels in type 2 diabetic mice[J]. Frontiers In Nutrition, 2022, 9: 1081778.

[60] YAVOROV-DAYLIEV D, et al. Pediococcus acidilactici CECT9879 (pA1c) Counteracts the Effect of a High-Glucose Exposure in C. elegans by Affecting the Insulin Signaling Pathway (IIS)[J]. International Journal of Molecular Sciences, 2022, 23(5).

[61] ZHOU X, et al. Effect of Lactobacillus fermentum TKSN041 on improving streptozotocin-induced type 2 diabetes in rats[J]. Food & Function, 2021, 12(17): 7938-7953.

[62]HSIEH P S, et al. Multi-strain probiotic supplement attenuates streptozotocin-induced type-2 diabetes by reducing inflammation and β-cell death in rats[J]. PloS One, 2021, 16(6): e0251646.

[63] ZHAO J, et al. A Potential Synbiotic Strategy for the Prevention of Type 2 Diabetes: Lactobacillus paracasei JY062 and Exopolysaccharide Isolated from Lactobacillus plantarum JY039[J]. Nutrients, 2022, 14(2).

[64]KHURSHEED R, et al. Self-nanoemulsifying composition containing curcumin, quercetin, Ganoderma lucidum extract powder and probiotics for effective treatment of type 2 diabetes mellitus in streptozotocin induced rats [J]. International Journal of Pharmaceutics, 2022, 612: 121306.

[65]LUO J, et al. Comprehensive in silico analysis of the probiotics, and preparation of compound probiotics-Polygonatum sibiricum saponin with hypoglycemic properties [J]. Food Chemistry, 2023, 404(Pt A): 134569.

[66]Mortensen, H. B., Hougaard, P., Swift, P., et al. New definition for the partial

remission period in children and adolescents with type 1 diabetes[J]. Diabetes Care, 2009, 32: 1384-1390.

[67]Zhong, T., Tang, R., Gong, S., et al. The remission phase in type 1 diabetes: Changing epidemiology, definitions, and emerging immuno-metabolic mechanisms [J]. Diabetes Metab Res Rev, 2020, 36: e3207.

第 6 章 肥胖的靶向膳食干预策略

6.1 肥胖的分类及临床指征

肥胖是指一定程度上明显超重与脂肪层过厚，尤其是甘油三酯积聚过多而导致的一种状态。肥胖的发生一般是因为饮食过量摄入或机体代谢异常而导致体内脂肪积聚造成体重过度增长并引起的生理、病理变化。

随着医疗水平的发展，传染性疾病引起的死亡很大程度上得到了控制，人类的平均寿命自 20 世纪初以来得到显著的延长，但肥胖及其导致的慢性疾病在过去的一个世纪逐渐成为主要的健康问题。引起能量摄入失衡和体重增加的因素包括：①人均食物供给和食用量增多，尤其是大份的高热量可口食物（Hall et al., 2009；Popkin et al., 2016）；②人们用于体力活动的时间减少，业余时间体力活动被静坐式的活动(如看电视和使用电子设备)所取代（Church et al., 2011）；③有增重副作用的药物使用更加频繁（Apovian et al., 2015）；④睡眠不足。这些因素与平均寿命的延长，共同为肥胖及其相关的慢性疾病的流行埋下了隐患（见图 6-1）。

6.1.1 肥胖的分类

由于肥胖的发生、发展非常复杂，影响因素众多。因此，肥胖的确切病因在临床上很难明确。肥胖可根据发生的原因分为原发性肥胖和继发性肥胖，目前临床上多根据肥胖发生的时间及部位来分类，如单纯性肥胖和获得性肥胖、中枢性肥胖和外周性肥胖、均匀性肥胖和内脏性肥胖。根据身体质量指数（body mass

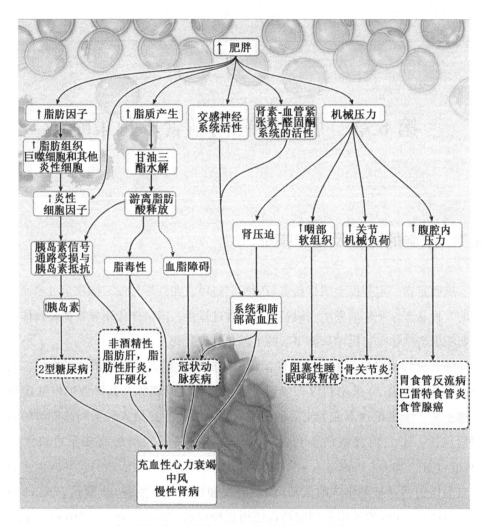

常见慢性病用虚线框显示；虚线箭头表示间接关联。

图 6-1 肥胖的病理概览(Steven，Thomas，2017)

index，BMI)将肥胖分级(见表 6-1)，也可以根据肥胖伴发的代谢异常和并发症分为轻度、中度、重度肥胖。随着人工智能在临床的应用，国内外学者也在尝试人工智能机器学习方法，对肥胖症提出新的代谢分型(Shi et al.，2021)，将肥胖症分为代谢健康型肥胖、高代谢型肥胖-高尿酸亚型、高代谢型肥胖-高胰岛素亚型和低代谢型肥胖，这四种肥胖亚型临床特点和并发症发病风险各异，并具有良好的稳定性和可重复性(Lin et al.，2021)。

最新美国临床内分泌医师协会/美国内分泌学会(AACE/ACE)联合建议使用新的肥胖症诊断体系-基于脂肪增多的慢性病(adiposity-based choronic disease,ABCD)分型(Fruhbeck，et al.，2019)。A 组编码代表肥胖的病因，B 组编码代表BMI，C 组编码代表肥胖相关并发症，D 组编码代表并发症的严重程度。肥胖ABCD 分型最大的改进是在诊断中引入肥胖病因和并发症，有利于医护人员针对病因，也可以更好地对肥胖相关并发症作出全面评估，从而使患者得到更好的治疗(见表 6-1)。此外，ABCD 分型可以改变人们关于"肥胖是因为吃太多导致"的刻板印象，鼓励肥胖症患者及时寻求医疗帮助。然而，ABCD 分型并非完美无缺，部分 BMI 正常(体质量正常的代谢性肥胖症)患者，由于体内脂肪分布异常也可以出现系列肥胖并发症，如高血压病、糖尿病等，这部分患者不会被 ABCD分型纳入诊断体系(Garvey，Mechanick，2020)。

表 6-1 肥胖的分类

分类	BMI(kg/m^2)	并发症发病风险
体重过轻	<18.5	低但存在其他问题
体重正常	18.5~24.9	正常水平
体重超重	25~29.9	增加
Ⅰ级肥胖	30~34.9	中度增加
Ⅱ级肥胖	35~39.9	重度增加
Ⅲ级肥胖	≥40	严重增加

＊BMI(kg/m^2)＝体质量(kg)/身高的平方(m^2)。

6.1.2 肥胖的临床指征

肥胖的临床评估包括以下几个方面：①一般指标。BMI 是测定肥胖的最常用指标和公认标准；腰围、臀围和腰臀比可作为区分外周性肥胖和中心性肥胖的初步判断指标；进一步可检查脂肪含量和全身脂肪分布，多采用腹内脂肪测定或双能 X 线检查。②代谢指标及肥胖并发症评估。可根据具体情况进行器官功能测定

(如心、肺、肝、肾)及代谢状态(糖、脂代谢指标)和内分泌指标(如甲状腺功能、性腺功能及下丘脑-垂体功能)评估,必要时测定炎症因子和免疫指标,根据代谢异常程度或并发症数量对肥胖程度进行评估,见表6-2。

表6-2 肥胖的临床指征

指 征	正 常	肥 胖
BMI(kg/m²)= 体质量(kg)/身高²(m²)	18.5~25.0kg/m²	25.0~29.9kg/m²
腰围、臀围及腰臀比 腰臀比 = 腰围/臀围	成年男性腰围≤90cm、成年女性腰围≤85cm,或男性、女性腰臀比<1.0	成年男性腰围≥90cm、成年女性腰围≥85cm,或男性、女性腰臀比>1.0
体脂含量 = 体内脂肪的含量/脂肪占总体质量×100%	男性体脂含量为 10%~20%,女性体脂含量为15%~25%	男性体脂含量≥25%,女性体脂含量≥30%
内脏脂肪面积(VFA)	VFA<80cm²	VFA≥80cm²
标准体质量百分率=被检者实际体质量/标准体质量×100%	<120%	≥150%
身体形态指数(a body shape index,ABSI)= 腰围/(BMI×身高)	ABSI 与 VFA 结果呈显著正相关	ABSI 与 VFA 结果呈显著正相关

肥胖的检测指标如下所述:

6.1.2.1 BMI

BMI(kg/m²)= 体质量(kg)/身高的平方(m²)。目前对于肥胖的诊断标准因地区、种族、不同学会等标准仍不统一。WHO 诊断标准:BMI 18.5~25.0kg/m²为正常体重质量,25.0~29.9kg/m²为超重,≥30kg/m²诊断为Ⅱ度肥胖。中国肥胖工作组和糖尿病学会将 BMI<18.5kg/m²定义为体质量过低,BMI 18.5~

23.9kg/m²定义为正常体质量，BMI 24.0～27.9kg/m²定义为超重，BMI>28.0 kg/m²定义为肥胖。

6.1.2.2　腰围、臀围及腰臀比

腰围及臀围测定为临床上常用判断代谢性肥胖和中心性肥胖的简易辅助指标，部分研究也提示颈围和腕围在肥胖症诊断与治疗中的价值。腰臀比=腰围/臀围。中国目前参考 WHO 标准：成年男性腰围≥90cm、成年女性腰围≥85cm，或男性、女性腰臀比>1.0 即可诊断为腹型肥胖。

6.1.2.3　体脂含量

体脂含量是指体内脂肪的含量或脂肪占总体质量的百分比，可初步评估体质脂肪成分的多少及分布，正常成年男性的脂肪含量占体质量的 10%～20%，女性为 15%～25%。目前测定脂肪含量的方法有：双能 X 线吸收法（Dual Energy X-ray Absorptiometry，DEXA）、生物电阻抗分析法（Bioelectrical Impedance Analysis，BIA）、超声、皮褶厚度法、水下称重系统法。DEXA 可较准确地评估脂肪、肌肉、骨骼的含量及分布，是目前公认的检测方法；BIA 存在误差，可作为初步筛查应用。目前多以男性体脂含量≥25%、女性体脂含量≥30%作为肥胖的判定标准。

6.1.2.4　内脏脂肪面积

内脏脂肪面积（visceral fat area，VFA）作为腹型肥胖诊断金标准，可以准确直观地反映内脏脂肪聚积，常用的方法有腹部 CT 和 MRI 检查，并且可同时测量皮下脂肪面积（subcutaneous fat area，SFA），从而较为精准地反映脂肪分布。但由于费用昂贵，限制了临床推广，中国参考 WHO 标准将 VFA≥80cm²诊断为腹型肥胖。

6.1.2.5　标准体质量百分率

标准体质量百分率=被检者实际体质量/标准体质量×100%，常用于儿童及特殊人群的肥胖症判断。标准体质量百分率≥120%且<125%为轻度肥胖，≥125%且<150%为中度肥胖，≥150%为重度肥胖。

6.1.2.6 其他

基于人体学测量指标计算出的相关参数也可用于肥胖的评估，如身体形态指数(a body shape index，ABSI)=腰围/(BMI×身高)，ABSI 作为 2012 年提出的人体学参数，联合 BMI 可更好地预测心血管事件在内的肥胖相关风险，且 ABSI 与 VFA 呈显著正相关。内脏脂肪的质地(CT 检查图像特征)在肥胖患者代谢结局、手术干预疗效预判中均具有较强的指示意义(Shi et al.，2021)。

6.2 肥胖的靶向膳食干预

6.2.1 干预原则和方案

生活方式干预减重的总原则是达到能量负平衡，饮食和运动是重要的科学手段。不同饮食模式的选择应根据患者性别、年龄、BMI 和体力活动水平等个体化权衡。

肥胖的营养干预：能量摄入>消耗是肥胖的根本成因，因此对于肥胖的营养防控首先是控制总能量摄入，保证机体蛋白质及其他各种营养素需要，维持机体摄入与消耗之间的负平衡状态，并持续一定时间，使体质量逐渐下降，接近标准体质量，达到减重目的。控制饮食和体力活动的联合治疗是取得疗效和巩固疗效的保证。营养干预是最基本的减重手段，但由于地域、种族及生活习惯等差异，很难统一。《中国居民膳食指南科学研究报告(2021)》提出的健康膳食原则为营养均衡、长期获益、提高生命质量和健康状态(王崇民，2021)。肥胖患者也应遵循上述原则。调查显示，中国目前肥胖及代谢性疾病增加的主要营养危害为饮食不均衡，主要危险因素有：①高盐，②水果类摄入不足，③纤维素摄入少，④水产或海产类食品摄入少，⑤饮酒，⑥高脂或油炸食品，⑦外卖和加工类食品摄入过多。

健康膳食的原则包括：①多食全谷物、蔬菜、水果、大豆及其制品、奶类及其制品、鱼肉、坚果、饮水(饮茶、咖啡)；②少食：咸、腌、烟熏食品，高盐食品，高糖及加糖食品，高脂及油炸食品，畜肉食品，酒、含糖饮料，减少在外就餐及外卖点餐。

美国最新发布的《美国居民膳食指南2020—2025》提出膳食模式(指一个人长期以来构成完整饮食摄入量食物和饮料的组合结构)和膳食营养密度概念(食品中以单位热量为基础所含重要营养素、维生素、矿物质和蛋白质),也是均衡饮食的概念(Tuma,2019)。常见高营养密度食物有:蔬菜、水果、全谷物、海产品、鸡蛋、豆类、坚果、无脂和低脂乳制品、瘦肉。但应避免过度加工并添加糖、饱和脂肪酸和盐。特殊膳食模式是为满足特殊人群或特殊时期的生理需求和治疗与营养相关病理改变,而在一定时期或短期内采取的膳食方式,肥胖患者膳食模式与常规膳食模式不同之处为针对三大营养素比例作出调整,主要包括低能量饮食、低碳饮食、生酮饮食等,饮食方式和时间的调整包括辟谷、轻断食、间歇性禁食等手段(Rubino,et al.,2020)。减重特殊膳食治疗常用方案详见表6-3。

特殊膳食注意事项:①不适合于所有人,需根据代谢状态和身体状况在医师指导和临床监测下进行;②不建议用于青少年、老人、妊娠期女性及严重器官功能障碍及无自我控制能力人群;③没有研究证据显示特殊膳食模式的长期健康效益。

6.2.2 膳食干预的预期效果

所有饮食营养方式均具有减重作用,但对于不同肥胖患者具有不同的临床效果,同时也需要在临床上选择合适的适应证人群,避免减重期发生不良反应,减重的最终目的是提高生命质量,延长生命。不同饮食模式对长期临床结局的影响,如体质量维持或进展为糖尿病、心血管疾病事件的风险等,目前尚缺乏2年以上的长期数据。膳食干预预期效果详见表6-3。

表6-3　肥胖的靶向膳食干预策略

干预原则	干预方案	预期干预效果
限制能量平衡膳食	在限制能量摄入的同时保证基本营养需求,宏营养素的供能比例符合平衡膳食的要求	①显著降低体质量、脂肪量及动脉粥样硬化发生的风险;②改善血脂及胰岛素抵抗;③延长寿命、延迟衰老

续表

干预原则	干预方案	预期干预效果
高蛋白膳食模式	每日蛋白质摄入量>每日能量的20%或1.5g/(kg·d)，但≤每日总能量的30%或2.0g/(kg·d)	有助于降低体质量、减体质量后的维持、防止体质量反弹
低能量膳食	适量减少脂肪和碳水化合物的摄入，将正常自由进食的能量减去30%~50%，通常需要在医师的指导下进行	短期内有效降低体质量，改善糖脂代谢
极低能量膳食	每天只摄入400~800kcal能量，主要来自蛋白质，而脂肪和碳水化合物的摄入受到严格限制	短期内有效降低体质量，改善糖脂代谢
轻断食膳食	"5+2"模式，即一周中5d相对正常进食，其他2d(非连续)则摄取平常的1/4能量(女性约500 kcal/d，男性约600 kcal/d)	①减肥减重；②调节血糖血脂；③改善胰岛素敏感性；④延缓衰老；⑤改善肠道微生物群环境；⑥减少患癌风险
地中海饮食	多摄入蔬菜、水果、橄榄油、豆类、全谷类食品、坚果，适量摄入红酒，少量食用精加工食品、乳制品、红肉及植物油	降低心血管疾病、帕金森综合征、阿尔茨海默病及糖尿病的发生率，降低恶性肿瘤的死亡率

6.2.3　益生菌干预肥胖

近年来，天然益生菌(包括活的和死的益生菌)、益生菌成分和代谢物由于在脂质代谢、葡萄糖代谢、胆固醇代谢和肠道微生物中的潜在作用以及抗氧化和抗炎活性而受到越来越多的关注，并被认为是预防和缓解肥胖以及与肥胖相关的慢性疾病的新策略。益生菌是具生物活性的微生物，通常通过宿主摄食过程进入体内并在肠道定殖，调节了肠道内环境菌群结构的平衡，打造优良的肠道微生态，对人及动物产生有益影响(Wang et al.，2021)。人体、动物体内益生菌组成中乳酸菌类成分所占比例非常高。乳酸菌的发酵被成功应用于多种生物食品工业技术中，在一些乳制品、饮料、果蔬制品加工、天然防腐剂制作、调味品生产等生产工艺中不可或缺。乳酸菌(Lactobacillus)是可以产生乳酸的革兰氏阳性菌，属于厚壁菌门，包括乳酸杆菌属、链球菌属、片球菌属等 18 个属。如其中，乳杆菌属具有很多生物学效应，其代谢过程中能够产生有机酸、细菌素和过氧化氢等天然抑菌物质，有选择性地干扰到人类肠道菌群，利用自身非特异性有效地激活人和一些其他的动物宿主肠道固有免疫系统，具有显著的抗炎作用(Sivamaruthi, et al.，2019)。

肥胖发生与肠道微生物种类、数量、比例具有密切的关系，研究调节肠道菌群及其代谢产物成为肥胖及肥胖相关慢性病治疗防控的热点。肠道菌群可以影响内源性大麻素系统，调节宿主能量系统与免疫系统进而控制脂肪代谢速度。而益生菌的摄入通常对肠道菌群的组成有所改变，并且它的摄入会给机体代谢及减缓炎症带来有益影响。在健康肠道细胞内，益生菌能够与体内营养物质、代谢中间产物蛋白及肠道抑菌蛋白发生竞争，通过多种免疫途径有效促进对肠道营养物质的吸收与有益菌的生长繁殖，增加健康肠道菌群数量的多样性。研究证明，多糖、肽聚糖、DNA、磷壁酸及一些细胞表面结合、分泌的蛋白和有机酸、细菌素、聚磷酸盐和脂肪酸等与益生菌的益生作用相关的组成成分密切联系，其可调节宿主反应，抑制病原体，并且与肠道菌群发生交互作用(Hori et al.，2020)。

肥胖具备长期慢性的低度炎症特征，其肠道中诱导 T 细胞活化参与炎症反应发生的细胞因子比健康肠道更加活跃(Cai et al.，2022)。这与脂肪中脂肪细胞明显增加使脂肪因子的分泌能力下降，脂肪组织增多相关。而炎症细胞因子中肿瘤坏死因子(tumor necrosis factor, TNF)、白细胞介素-6(interleukin, IL-6)大多在肠道脂肪组织中产生(Ryu et al.，2019)。Skuratovskaia 等(2019)对 142 名肥胖患者和 34 名健康捐赠者外周静脉血进行采集，并对哺乳动物线粒体 DNA(Mitochondrial DNA, mtDNA)的拷贝基因组数量进行测定。结果表明与健康捐赠者相比，肥胖患者的 TNF-α 产生增加，并且在肥胖患者中，体重指数(Body Mass Index, BMI)，mtDNA 的拷贝基因组数量也随之降低。益生菌干预炎症因子能有效治疗由肥胖引起的炎症性肠道疾病。研究发现，短乳杆菌 OK56 帮助 HFD 小鼠消除了饮食对肠道菌群的不利影响，尽管短乳杆菌数量增多，但短乳杆菌 OK56 补充剂抑制结肠中浆细胞 LPS，并减少了 CO_2 的产生(Clarke, et al.，2013)。可见，短乳杆菌 OK56 能通过调节肠道菌群发挥抗肥胖的作用。

乳杆菌和双歧杆菌这两种益生菌被广泛应用于动物模型中，研究它们抗肥胖效应的机制。推测它们发挥作用的机制包括改变肠道微生物的群落、改变肠道益生菌的生物活性和影响肠道菌群的代谢产物。肠道菌群能产生特定的代谢化合物，例如胆汁酸、短链脂肪酸（SCFAs）、谷氨酸（Gluta-mate，Glu）、γ-氨基丁酸（γ-aminobutyricacid，GABA）、多巴胺（Dopamine，DA）、5-羟色胺（5-hydroxytryptamine，5-HT）与中枢神经系统通信（Vernocchi，et al.，2016）。益生菌通过调节肠道菌群，可以影响肠道代谢重要产物神经递质的水平。在小鼠实验中发现，双歧杆菌可以通过增加肠道 5-HT 受体及 5-HT 转运蛋白的表达从而增加小鼠 5-HT 的浓度（Engevik，et al.，2021）。Aleti 等（2022）利用质谱分析显示，在抑郁症状、肥胖和共病肥胖-抑郁患者中，益生菌群或膳食来源的信号肽和芳香族氨基酸的信号分子水平发生了显著变化，一些益生菌可以与 5-HT、多巴胺等神经递质共存。

肠道菌群定植在肠道中，具有重要的生理功能。益生菌作为肠道菌群中的一部分，具备调节能量平衡、抑制炎症因子和影响脂代谢与胆汁酸合成速率的能力，且在 TOLL 样受体（Toll-like receptors，TLR）活化、遗传、免疫以及整合性调控 TLR 中均表现出色（Cai et al.，2022）。益生菌功能与肥胖发生机制的关系如图 6-2 所示。

6.2.4　益生元干预肥胖

益生元是那些不被人体消化但能被肠道菌群发酵的物质，包括功能性低聚糖（低聚果糖、低聚半乳糖、母乳低聚糖、β-葡聚糖等）、多糖（菊粉、灵芝多糖、茯苓多糖等）、天然植物提取物黄酮及多酚类等物质（如单宁酸、茶多酚、咖啡酸、花青素等）等。对高脂饮食诱导肥胖的小鼠以及肥胖人群进行益生元干预能够有效地控制体重增加（Belda et al.，2022；Lambert et al.，2017）。肠道菌群失调的发生机制与饮食密切相关，高脂低纤维的饮食会导致肠道菌群的组成发生紊乱（Compbell，et al.，2019）。膳食纤维进入人体后不能被消化，但能被肠道菌群利用并生成短链脂肪酸（SCFA），SCFA 可以减轻炎症，增加饱腹感，借此可以通过低热量饮食来减轻肥胖（Den et al.，2013）。此外，摄入较高的膳食纤维可以增加

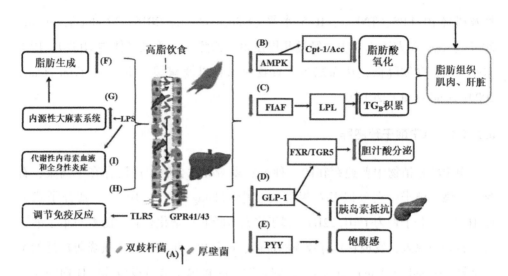

(A)肥胖宿主肠道菌群双歧杆菌占比下降与厚壁菌占比上升；(B)单磷酸腺苷激酶(AMPK)的低表达导致脂肪酸氧化降低；(C)脂肪细胞因子(FIAF)表达导致甘油三酯(TG)积累的脂蛋白脂肪酶(LPL)激活；(D)低胰高血糖素样肽-1(GLP-1)导致胰岛素抵抗增加，肝脏胆汁酸分泌降低；(E)血浆酪酪肽(PYY)减少导致宿主饱腹感降低；(F)通过上调的乙酰辅酶A羧化酶(ACC1)和脂肪酸合酶(FAS)增加脂肪生成；(G)由于肠上皮细胞损伤引起细菌脂多糖(LPS)释放内毒素大麻素环；(H)通过Toll样受体5(TLR-5)下游信号传导调节肠道免疫反应；(I)由炎性细胞因子和细菌LPS引起的全身性炎症。

图 6-2　益生菌干预肥胖的作用机制

肥胖人群体内的微生物多样性。研究表明，肥胖和非肥胖者肠道菌群之间的差异与食用低膳食纤维和高膳食纤维的个体之间的差异相似(Menni et al., 2017)。

益生元可促进有益菌的生长从而改善肥胖。经低聚果糖益生元干预后，肥胖人群体内双歧杆菌属(*Bifidobacterium*)含量升高(Dewulf et al., 2013)。动物实验证实，经过益生元灌胃后其肠道内的益生菌乳酸菌(Lactobacillus)及双歧杆菌属(Bifidobacterium)增加，阿克曼氏菌(*Akkermansia muciniphila*)增加、脱硫弧菌科(*Desulfovibrio*)降低、乳球菌属(*Lactococcus*)降低(Everard, et al., 2011)。Jo等研究发现，粪便中果糖含量与乳球菌属(*Lactococcus*)的含量呈正相关(Jo et al., 2021)。益生元可通过降低体内炎症水平及上调食欲抑制激素而抑制肥胖。对肥胖人群补充益生元增加了ZO-1和Occludin蛋白的分布，降低了肠道屏障的通透性及机体内 LPS、TNF-α、IL-6 水平（Salden et al., 2018；Nicolucci, et al., 2017）。在一项人体研究中，经过几周益生元治疗后，受试者体内 GLP-1、PYY 水平上调，食欲降低，从而减少了食物摄入量以及减缓体重增加（Cani et al., 2009；Daud et al., 2014）。

6.2.4.1　单宁酸干预肥胖

单宁酸是植物中普遍存在的一种天然多酚类化合物，广泛存在于高粱、石榴、红酒、柿子、大豆以及芒果等食物中（Chung et al., 1998）。其分子式为 $C_{76}H_{52}O_{46}$，分子量为 1701.22Da，属于多元苯酚的复杂化合物。随着对单宁酸研究的越来越深入，发现它具有较强的抗癌、抗氧化、抗突变以及抗炎等广泛的生理活性（Ahmad, Sultana, 2012）。研究表明，膳食单宁酸可以清除机体内的自由基，对于含油脂食品以及油脂具有不同程度的抗氧化作用，进而抑制其自动氧化（Al-Hijazeen, et al., 2018）。膳食单宁酸在实际应用中具有降血糖、降血脂的功效，并且已在动物和人体中得到证实。既往关于膳食单宁酸降糖降脂的机制研究主要表现在两方面：首先，膳食单宁酸可以与饮食中摄入的多糖以及蛋白质相互作用形成不溶性复合物，进而可不同程度地降低饮食中所摄入的食物消化率。膳食单宁酸的这种活性来自其结构上大量的羟基，并且它对消化酶有抑制作用，可以进一步降低食物的消化（Bonelli et al., 2018）。研究表明，膳食单宁酸可以与淀粉相互作用进而抑制其消化率（Amoako et al., 2016），并且可通过抑制葡萄糖的摄取和转运来缓解餐后血糖升高（Li et al., 2018）。其次，膳食单宁酸还可以通过影响糖脂代谢信号通路来发挥其健康效应。一方面，其对膳食单宁酸对葡萄糖转运蛋白4(GLUT4)向细胞膜的转位具有积极的影响，并且可促进胰岛素受体 IR 和 AKT 的磷酸化，进而促进机体对葡萄糖的转运作用（Liu et al., 2005）；另一方面，单宁酸对脂肪细胞的分化具有一定的抑制作用进而可抑制脂滴的形成，这可能是通过抑制 FAS 和 PPAR-γ 的表达而引起的（Fan et al., 2013）。

6.2.4.2　卡拉胶干预肥胖

卡拉胶（Carrageenan, CGN）是一种天然大分子的带负电荷、硫酸化的线性多糖。根据其平均分子质量（100~1000kDa）、硫化程度以及硫酸基团在多糖骨架中的定位/分布的差异可分为 κ 型、ι 型和 λ 型三类，卡拉胶的分子量、硫化程度和环境中相关阳离子浓度（如钠、磷、钙、镁）决定了卡拉胶的溶解度、黏性及凝胶强度。κ-CGN 和 ι-CGN 可形成凝胶和作为增稠剂，而 λ-CGN 不能形成凝胶（Chudasama et al.，2021）。目前卡拉胶作为增稠、胶凝、稳定甚至抗菌或抗病毒药物被广泛应用于食品、化妆品和制药业（Prajapati et al.，2014）。几十年来卡拉胶在实验室中被广泛用于制造动物和细胞的炎症模型（Tobacman，et al.，2008）。Bhattacharyya 等人研究表明卡拉胶的摄入可诱导肠道炎症导致空腹高血糖和胰岛素抵抗（2015）。卡拉胶能激活 Toll 样受体 4 介导人肠上皮细胞内 Bcl10-NFκB-IL-8 炎症信号通路（Bhattacharyya et al.，2008a），或活性氧 ROS 介导的 IKK 激酶活化信号通路（Bhattacharyya et al.，2008b；Borthakur et al.，2012），促使核因子 NF-κB 进入细胞核诱导炎症因子表达。卡拉胶也可通过增强胰岛素信号的负调节因子磷酸化诱导葡萄糖不耐受和胰岛素抵抗（Bhattacharyya et al.，2012）。卡拉胶还能通过增强 GRB10 的表达抑制胰岛素信号的激活（Bhattacharyya et al.，2015）。

在动物实验中研究卡拉胶对肠道微生物的影响，其研究结果存在两种不同的说法。一是卡拉胶可能对肠道生态产生不利影响：卡拉胶可引起的炎性肠病（IBD）导致肠道菌群多样性降低以及组成成分发生改变，富含有害菌的变形菌门和脱铁杆菌门增加，参与机体代谢的主要菌群富集的厚壁菌门、放线菌门和拟杆菌门减少，肠道菌群代谢活性也发生改变（Munyaka，et al.，2016）。二是根据最近的研究表明，卡拉胶作为增稠和凝胶剂，可能提供健康效益：一种来自丝状厚线藻的天然 ι-Carrageenan 可降低高脂饮食 Wistar 大鼠体重、腹部和肝脏脂肪量、收缩压、血浆总胆固醇浓度以及血浆丙氨酸转氨酶和天冬氨酸转氨酶活性，且肠道微生物测序结果显示 ι-Carrageenan 不改变硬壁菌门与拟杆菌门的比例，可调节肠道微生物群，改善高碳水化合物、高脂肪饮食诱导的大鼠代谢综合征的相关症状（Du et al.，2020），可能的机制包括减少炎症细胞进入器官的浸润以及胃肠道中的益生元作用。因此，卡拉胶对机体肥胖的影响还需要更详细的研究，以充分了解卡拉胶与肠道生态学之间的复杂相互作用。

6.2.5 合生元干预肥胖

微生物的发展导致了合生元的出现，2019 年国际益生菌和益生元科学协会

（International Association for Probiotics and Prebiotics Science，ISAPP）更新了合生元的定义，表明合生元是由一种对宿主健康有利的混合物，包括活微生物和宿主微生物选择性利用的基质组成。合生元是益生菌和益生元的混合制剂，它既可发挥益生菌的生理活性，又能选择性地增加益生菌数量，使其作用更加显著和持久。合生元虽是"益生元和益生菌的混合制剂"，但并非简单地相加。对合生元中添加的益生元有严格要求：必须能通过促进肠道中的生理性细菌定植和增殖来抑制条件致病菌的增殖，这样的制剂才可以称为合生元。合生元又分为互补合生元和协同合生元。其中互补合生元必须由益生菌和益生元组成，协同合生元不一定必须由益生菌和益生元组成，是满足有益生菌和利于益生菌生长的活性物质即可（Swanson et al.，2020）。对于协同合生元来说，活微生物的选择需要依据其所能提供健康益处和支持选定微生物生长的能力，底物则是为了向活微生物供给能量和生存原料而设计的（Kolida，Gibson，2011）。由于协同合生元的功效验证具有挑战性，因此，临床试验和商业使用的合生元绝大多数是互补合生元（Krumbeck，et al.，2018）。

合生元可以通过影响肠道微生态来预防和降低疾病风险，更好地维护人类健康。Da Silva 等（2021）对肥胖患者进行合生元干预后在减轻体重、降低 BMI、减少促炎标志物、改善血脂、血糖、升高饱腹激素产生了有益的效果。研究表明，合生元可以调节厚壁菌门与拟杆菌门的比例，并通过直接拮抗、竞争性排斥、菌群恢复、促进健康肠道菌群的恢复，如维持肠道 pH 值、产生重要的代谢产物、促进肠黏膜屏障的恢复。此外，合生元具有帮助对抗耐多药微生物的潜力（Li，et al.，2020）。一项关于肥胖成年人的随机双盲对照试验表明，与单独的双歧杆菌菌株和低聚半乳糖改善结肠渗透性相比，双歧杆菌和低聚半乳糖合用时没有改善肥胖成人的肠道屏障功能，可能是由于补充的益生菌与宿主本身的肠道菌群发生了相互作用，这也表明需要更多的研究来评估合生元的最佳组成和功效（Krumbeck et al.，2018）。

荷兰瓦赫宁根大学微生物实验室的 Jan Knol 博士领导的一项新的小鼠研究分析了在早期生活给予合生元干预是否会影响其成年期的代谢健康（见图 6-3）。研究人员给予小鼠益生元（短链低聚半乳糖/长链低聚果糖比例为 9∶1）或合生元

（9∶1的 scGOS/lcFOS 加 1×10⁹菌落形成单位的短双歧杆菌 M-16 V）直到产后第42天，随后给予8周的高脂西式饮食（脂肪占供能的40%）。如图 6-3 所示，在出生后第 2 天（PN2）随机分为 4 个饮食组：参考组（REF）和对照组（CTRL）在AIN-G（适于育种的标准半合成饲料）加对照组分（麦芽糖糊精）；PRE 组为补充有益生元（比例 9∶1 的 scGOS/lcFOS）的 AIN-G；SYN 组为补充有合生元（比例 9∶1的 scGOS/lcFOS +短双歧杆菌 M-16 V）的 AIN-G。在 PN 42 时，REF 组维持在AIN-M（适用于维持的半合成饲料）上，并且 CTRL、PRE 和 SYN 组用西式饮食（40%来自脂肪的能量）饲养至 PN 96。

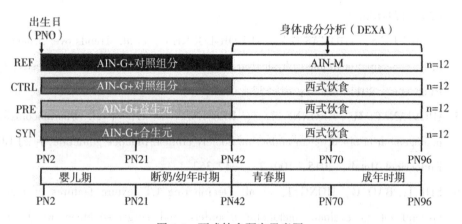

图 6-3 西式饮食研究示意图

在刚出生补充合生元可使小鼠在出生后第 70 天和第 96 天避免因西式饮食诱发过量脂肪堆积，并改善代谢，包括葡萄糖（胰岛素抵抗的稳态模型评估）和脂质平衡（减轻肝脏重量和减少肝脏甘油三酯含量）。其作用机制为合生元影响出生后第 96 天的回肠胆固醇代谢。在生命早期补充合生元的成年小鼠，与对照组相比，与胆固醇生物合成有关的基因组上调，而与胆固醇储存、分布和排泄有关的基因下调。在生命早期和成年期，粪便微生物群组成的变化都包括双歧杆菌丰度增加。综合这些实验数据表明，在生命早期补充合生元可能降低成年期发生肥胖的风险和改善代谢健康（Mischke，et al.，2018）。

本章参考文献

［1］Steven B Heymsfield, Thomas A Wadden. Mechanisms, Pathophysiology, and Management of Obesity［J］. N. Engl. J. Med., 2017, 376(3)：254-266.

［2］HALL K D, GUO J, DORE M, et al. The progressive increase of food waste in America and its environmental impact［J］. PLoS One, 2009, 4(11)：e7940.

［3］POPKIN B M, HAWKES C. Sweetening of the global diet, particularly beverages：patterns, trends, and policy responses［J］. Lancet Diabetes Endocrinol, 2016, 4 (2)：174-186.

［4］CHURCH T S, THOMAS D M, TUDOR-LOCKE C, et al. Trends over 5 decades in U. S. occupation-related physical activity and their associations with obesity［J］. PLoS One, 2011, 6(5)：e19657.

［5］APOVIAN C M, ARONNE L J, BESSESEN D H, et al. Pharmacological management of obesity：an endocrine Society clinical practice guideline［J］. J Clin Endocrinol Metab, 2015, 100(2)：342-362.

［6］SHI J, BAO G, HONG J, et al. Deciphering CT texture features of human visceral fat to evaluate metabolic disorders and surgery-induced weight loss effects［J］. EBioMedicine, 2021, 69：103471.

［7］LIN Z, FENG W, LIU Y, et al. Machine Learning to Identify Metabolic Subtypes of Obesity：A Multi-Center Study［J］. Front Endocrinol (Lausanne), 2021, 12：713592.

［8］FRUHBECK G, BUSETTO L, DICKER D, et al. The ABCD of Obesity：An EASO Position Statement on a Diagnostic Term with Clinical and Scientific Implications［J］. Obes Facts, 2019, 12(2)：131-136.

［9］GARVEY W T, MECHANICK J I. Proposal for a Scientifically Correct and Medically Actionable Disease Classification System (ICD) for Obesity［J］. Obesity (Silver Spring), 2020, 28(3)：484-492.

［10］王崇民.《中国居民膳食指南科学研究报告(2021)》正式发布［J］. 食品安全

导刊, 2021(7): 15.

[11] TUMA P A. Dietary Guidelines 2020—2025: Update on AcademyEfforts[J]. J Acad Nutr Diet, 2019, 119(4): 672-674.

[12] RUBINO F, PUHL R M, CUMMINGS D E, et al. Joint international consensus statement for ending stigma of obesity[J]. Nat Med, 2020, 26(4): 485-497.

[13] WANG X, ZHANG P, ZHANG X. Probiotics Regulate Gut Microbiota: An Effective Method to Improve Immunity[J]. Molecules, 2021, 26(19): 6076.

[14] SIVAMARUTHI B S, KESIKA P, SUGANTHY N, et al. A Review on Role of Microbiome in Obesity and Antiobesity Properties of Probiotic Supplements[J]. Biomed. Res. Int., 2019, 2019: 3291367.

[15] HORI T, MATSUDA K, OISHI K. Probiotics: A Dietary Factor to Modulate the Gut Microbiome, Host Immune System, and Gut-Brain Interaction [J]. Microorganisms, 2020, 8(9): 1401.

[16] CAI Z, HUANG Y, HE B. New Insights into Adipose Tissue Macrophages in Obesity and Insulin Resistance[J]. Cells, 2022, 11(9): 1424.

[17] Ryu R, KWON E Y, CHOI J Y, et al. Chrysanthemum Leaf Ethanol Extract Prevents Obesity and Metabolic Disease in Diet-Induced Obese Mice via Lipid Mobilization in White Adipose Tissue[J]. Nutrients, 2019, 11(6): 1347.

[18] Skuratovskaia D, Zatolokin P, Vulf M, et al. Interrelation of chemerin and TNF-alpha with mtDNA copy number in adipose tissues and blood cells in obese patients with and without type 2 diabetes[J]. BMC Med Genomics, 2019, 12 (Suppl 2): 40.

[19] CLARKE S F, MURPHY E F, O'SULLIVAN O, et al. Targeting the microbiota to address diet-induced obesity: a time dependent challenge [J]. PLoS One, 2013, 8(6): e65790.

[20] VERNOCCHI P, DEL CHIERICO F, PUTIGNANI L. Gut Microbiota Profiling: Metabolomics Based Approach to Unravel Compounds Affecting Human Health[J]. Front Microbiol, 2016, 7: 1144.

[21] ENGEVIK M A, LUCK B, VISUTHRANUKUL C, et al. Human-Derived

Bifidobacterium dentium Modulates the Mammalian Serotonergic System and Gut-Brain Axis[J]. Cell Mol Gastroenterol Hepatol, 2021, 11(1): 221-248.

[22]ALETI G, KOHN J N, TROYER E A, et al. Salivary bacterial signatures in depression-obesity comorbidity are associated with neurotransmitters and neuroactive dipeptides[J]. BMC Microbiol, 2022, 22(1): 75.

[23] BELDA E, VOLAND L, TREMAROLI V, et al. Impairment of gut microbial biotin metabolism and host biotin status in severe obesity: effect of biotin and prebiotic supplementation on improved metabolism[J]. Gut, 2022, 71(12): 2463-2480.

[24]LAMBERT J E, PARNELL J A, TUNNICLIFFE J M, et al. Consuming yellow pea fiber reduces voluntary energy intake and body fat in overweight/obese adults in a 12-week randomized controlled trial[J]. Clin Nutr, 2017, 36(1): 126-133.

[25] CAMPBELL C L, YU R, LI F, et al. Modulation of fat metabolism and gut microbiota by resveratrol on high-fat diet-induced obese mice[J]. Diabetes Metab Syndr Obes, 2019, 12: 97-107.

[26]DEN BESTEN G, VAN EUNEN K, GROEN A K, et al. The role of short-chain fatty acids in the interplay between diet, gut microbiota, and host energy metabolism[J]. J Lipid. Res., 2013, 54(9): 2325-2340.

[27]MENNI C, JACKSON M A, PALLISTER T, et al. Gut microbiome diversity and high-fibre intake are related to lower long-term weight gain [J]. Int J Obes (Lond), 2017, 41(7): 1099-1105.

[28] DEWULF E M, CANI P D, CLAUS S P, et al. Insight into the prebiotic concept: lessons from an exploratory, double blind intervention study with inulin-type fructans in obese women[J]. Gut, 2013, 62(8): 1112-1121.

[29]EVERARD A, LAZAREVIC V, DERRIEN M, et al. Responses of gut microbiota and glucose and lipid metabolism to prebiotics in genetic obese and diet-induced leptin-resistant mice[J]. Diabetes, 2011, 60(11): 2775-2786.

[30]JO J K, SEO S H, PARK S E, et al. Gut Microbiome and Metabolome Profiles Associated with High-Fat Diet in Mice[J]. Metabolites, 2021, 11(8): 482.

[31] SALDEN B N, TROOST F J, WILMS E, et al. Reinforcement of intestinal epithelial barrier by arabinoxylans in overweight and obese subjects: A randomized controlled trial: Arabinoxylans in gut barrier[J]. Clin. Nutr., 2018, 37(2): 471-480.

[32] NICOLUCCI A C, HUME M P, MARTINEZ I, et al. Prebiotics Reduce Body Fat and Alter Intestinal Microbiota in Children Who Are Overweight or With Obesity[J]. Gastroenterology, 2017, 153(3): 711-722.

[33] CANI P D, LECOURT E, DEWULF E M, et al. Gut microbiota fermentation of prebiotics increases satietogenic and incretin gut peptide production with consequences for appetite sensation and glucose response after a meal[J]. Am. J. Clin. Nutr., 2009, 90(5): 1236-1243.

[34] DAUD N M, ISMAIL N A, THOMAS E L, et al. The impact of oligofructose on stimulation of gut hormones, appetite regulation and adiposity[J]. Obesity (Silver Spring), 2014, 22(6): 1430-1438.

[35] CHUNG K T, WONG T Y, WEI C I, et al. Tannins and human health: a review[J]. Crit. Rev. Food Sci. Nutr., 1998, 38(6): 421-464.

[36] AHMAD S T, SULTANA S. Tannic acid mitigates cisplatin-induced nephrotoxicity in mice[J]. Hum. Exp. Toxicol, 2012, 31(2): 145-156.

[37] AL-HIJAZEEN M, MENDONCA A, LEE E J, et al. Effect of oregano oil and tannic acid combinations on the quality and sensory characteristics of cooked chicken meat[J]. Poult. Sci., 2018, 97(2): 676-683.

[38] BONELLI F, TURINI L, SARRI G, et al. Oral administration of chestnut tannins to reduce the duration of neonatal calf diarrhea[J]. BMC Vet. Res., 2018, 14(1): 227.

[39] AMOAKO D B, AWIKA J M. Polymeric tannins significantly alter properties and in vitro digestibility of partially gelatinized intact starch granule[J]. Food Chem., 2016, 208: 10-7.

[40] LI K, YAO F, DU J, et al. Persimmon Tannin Decreased the Glycemic Response through Decreasing the Digestibility of Starch and Inhibiting alpha-Amylase,

alpha-Glucosidase, and Intestinal Glucose Uptake[J]. J Agric. Food Chem., 2018, 66(7): 1629-1637.

[41]LIU X, KIM J K, LI Y, et al. Tannic acid stimulates glucose transport and inhibits adipocyte differentiation in 3T3-L1 cells[J]. J. Nutr., 2005, 135(2): 165-171.

[42]FAN H, WU D, TIAN W, et al. Inhibitory effects of tannic acid on fatty acid synthase and 3T3-L1 preadipocyte[J]. Biochim Biophys Acta, 2013, 1831(7): 1260-1266.

[43]CHUDASAMA N A, SEQUEIRA R A, MORADIYA K, et al. Seaweed Polysaccharide Based Products and Materials: An Assessment on Their Production from a Sustainability Point of View[J]. Molecules, 2021, 26(9): 2608.

[44]PRAJAPATI V D, MAHERIYA P M, JANI G K, et al. Carrageenan: a natural seaweed polysaccharide and its applications[J]. Carbohydr Polym, 2014, 105: 97-112.

[45]TOBACMAN J K, BHATTACHARYYA S, BORTHAKUR A, et al. The carrageenan diet: not recommended[J]. Science, 2008, 321(5892): 1040-1041.

[46]BHATTACHARYYA S, FEFERMAN L, UNTERMAN T, et al. Exposure to common food additive carrageenan alone leads to fasting hyperglycemia and in combination with high fat diet exacerbates glucose intolerance and hyperlipidemia without effect on weight[J]. J. Diabetes Res., 2015, 2015: 513429.

[47]BHATTACHARYYA S, GILL R, CHEN M L, et al. Toll-like receptor 4 mediates induction of the Bcl10-NFkappaB-interleukin-8 inflammatory pathway by carrageenan in human intestinal epithelial cells[J]. J. Biol. Chem., 2008, 283 (16): 10550-10558.

[48]BHATTACHARYYA S, DUDEJA P K, TOBACMAN J K. Carrageenan-induced NFkappaB activation depends on distinct pathways mediated by reactive oxygen species and Hsp27 or by Bcl10[J]. Biochim. Biophys. Acta., 2008, 1780(7-8): 973-982.

[49]BORTHAKUR A, BHATTACHARYYA S, ANBAZHAGAN A N, et al. Prolongation of carrageenan-induced inflammation in human colonic epithelial cells by activation of an NFkappaB-BCL10 loop[J]. Biochim. Biophys. Acta., 2012, 1822(8): 1300-1307.

[50]BHATTACHARYYA S, I O S, KATYAL S, et al. Exposure to the common food additive carrageenan leads to glucose intolerance, insulin resistance and inhibition of insulin signalling in HepG2 cells and C57BL/6J mice[J]. Diabetologia, 2012, 55(1): 194-203.

[51]BHATTACHARYYA S, FEFERMAN L, TOBACMAN J K. Carrageenan Inhibits Insulin Signaling through GRB10-mediated Decrease in Tyr(P)-IRS1 and through Inflammation-induced Increase in Ser(P)307-IRS1[J]. J. Biol. Chem., 2015, 290(17): 10764-10774.

[52]MUNYAKA P M, SEPEHRI S, GHIA J E, et al. Carrageenan Gum and Adherent Invasive Escherichia coli in a Piglet Model of Inflammatory Bowel Disease: Impact on Intestinal Mucosa-associated Microbiota[J]. Front. Microbiol, 2016, 7: 462.

[53]DU PREEZ R, PAUL N, MOUATT P, et al. Carrageenans from the Red Seaweed Sarconema filiforme Attenuate Symptoms of Diet-Induced Metabolic Syndrome in Rats[J]. Mar. Drugs., 2020, 18(2): 97.

[54]SWANSON K S, GIBSON G R, HUTKINS R, et al. The International Scientific Association for Probiotics and Prebiotics (ISAPP) consensus statement on the definition and scope of synbiotics[J]. Nat. Rev. Gastroenterol Hepatol, 2020, 17 (11): 687-701.

[55]Kolida S, Gibson G R. Synbiotics in health and disease[J]. Annu. Rev. Food Sci. Technol. 2011, 2: 373-393.

[56]Krumbeck J A, Walter J, Hutkins R W. Synbiotics for Improved Human Health: Recent Developments, Challenges, and Opportunities[J]. Annu. Rev. Food Sci. Technol., 2018; 9, 451-479.

[57]DA SILVA T F, CASAROTTI S N, DE OLIVEIRA G L V, et al. The impact of

probiotics, prebiotics, and synbiotics on the biochemical, clinical, and immuno-logical markers, as well as on the gut microbiota of obese hosts[J]. Crit. Rev. Food Sci. Nutr., 2021, 61(2): 337-355.

[58]Li C, Niu Z, Zou M, et al. Probiotics, prebiotics, and synbiotics regulate the intestinal microbiota differentially and restore the relative abundance of specific gut microorganisms[J]. J. Dairy. Sci., 2020, 103(7): 5816-5829.

[59]KRUMBECK J A, RASMUSSEN H E, HUTKINS R W, et al. Probiotic Bifidobacterium strains and galactooligosaccharides improve intestinal barrier function in obese adults but show no synergism when used together as synbiotics [J]. Microbiome, 2018, 6(1): 121.

[60]Mischke M, Arora T, Tims S, et al. Specific synbiotics in early life protect against diet-induced obesity in adult mice[J]. Diabetes Obes. Metab. 2018, 20 (6): 1408-1418.

第7章　脂肪肝的靶向膳食干预策略

7.1　脂肪肝的分类及临床指征

7.1.1　脂肪肝的分类

脂肪肝从病因上可以分为酒精性脂肪肝（AFLD）和非酒精性脂肪肝（NAFLD）。酒精性脂肪肝主要是长期大量饮酒导致的。非酒精性脂肪肝主要跟一些代谢综合征，比如高血压、肥胖、糖尿病、胰岛素抵抗等有关系，此外还与生活方式，如高糖、高脂饮食也有关系。多坐少动的生活方式，也可以引起非酒精性脂肪肝。

脂肪肝按脂肪含量的多少，可以分为轻度、中度、重度脂肪肝。轻度脂肪肝是指肝内的脂肪含量占到肝湿重的 5%~10%，中度的是 10%~20%，重度脂肪肝是脂肪含量大于 25%。

根据发病的情况又可分为急性脂肪肝和慢性脂肪肝。

7.1.2　脂肪肝的临床指征

不同病因引起的脂肪肝临床表现存在差异，轻度脂肪肝可无任何临床症状，中度或重度脂肪肝，特别是病程较长者症状较为明显（刘泽萱，等，2018）：

（1）主要症状为食欲不振、恶心、呕吐、体重减轻、疲乏感、食后腹胀，以及右上腹或上腹部有疼痛感，且在食后及运动时更为明显。

（2）体格检查可见肥胖或消瘦，偶有黄疸，常见肝脏肿大、肝区疼痛及压痛，偶有脾肿大。如并发肝硬化者，可出现肝硬化的临床表现。重度脂肪肝患者可有腹水和下肢水肿，出现低钠血症和低钾血症。脂肪肝患者可伴有多种维生素缺乏的症状，如周围神经炎、口炎、口角炎、皮肤瘀斑、角化过度等。

(3)实验室检查：丙氨酸转氨酶(ALT)正常或升高；甘油三酯升高；血清 γ-谷氨酰转肽酶活性升高。

(4)超声与CT：B超显示肝脏增大，实质呈致密的强反射光点，深部组织回声衰减。CT扫描显示肝密度比其他实质脏器低下。

7.2 脂肪肝的靶向膳食干预策略

脂肪肝的靶向膳食干预策略详见图7-1。

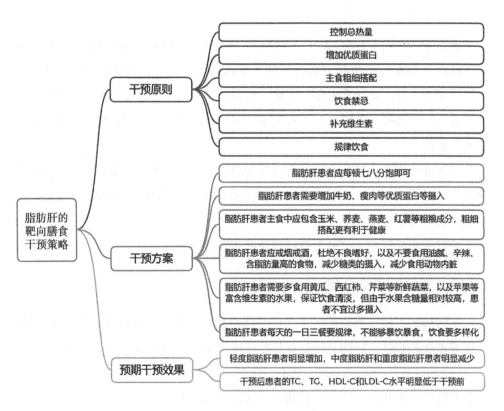

图7-1 脂肪肝的靶向膳食干预策略

7.2.1　干预原则和方案

7.2.1.1　干预原则

(1)控制总热量：脂肪肝患者需控制总热量摄入，由于肝脏已发生脂肪变性，若摄入过多热量则会导致其转化为脂肪沉积于肝脏中，加重脂肪肝程度。

(2)增加优质蛋白。

(3)主食粗细搭配。

(4)饮食禁忌。

(5)补充维生素。

(6)规律饮食。

7.2.1.2　干预方案

(1)脂肪肝患者应每顿七八分饱即可，有利于健康。

(2)脂肪肝患者需要增加牛奶、瘦肉等优质蛋白质等的摄入。

(3)脂肪肝患者主食中应包含玉米、荞麦、燕麦、红薯等粗粮成分，粗细搭配更有利于健康。

(4)脂肪肝患者应戒烟戒酒，杜绝不良嗜好，以及不要食用油腻、辛辣、含脂肪量高的食物，减少糖类的摄入，减少食用动物内脏。

(5)脂肪肝患者需要多食用黄瓜、番茄、芹菜等新鲜蔬菜，以及苹果等富含维生素的水果，保证饮食清淡，但由于水果含糖量相对较高，患者不宜过多摄入。

(6)脂肪肝患者每天的一日三餐要规律，不能暴饮暴食，饮食要多样化。

对于每位脂肪肝患者而言，由于身高、体重不同，因此也不会有适用于所有患者的固定食谱。

7.2.2　预期干预效果

干预后，中度脂肪肝和重度脂肪肝患者明显减少，由中度或重度脂肪肝转为轻度脂肪肝的患者明显增加；干预后患者的胆固醇、甘油三酯、高密度脂蛋白胆固醇水平明显低于干预前。酒精性脂肪肝的靶向膳食干预目前研究较少，因此本节重点关注非酒精性脂肪肝的靶向膳食干预。

7.2.3　益生菌干预非酒精性脂肪肝

世界卫生组织(WHO)定义益生菌是对宿主健康有益影响的活微生物。益生菌包括许多不同种类，酵母属酿酒酵母(布拉酵母菌)是最广泛使用的酵母菌株。益生菌可通过调节肠道菌群，增强肠屏障功能，缓解免疫和代谢损伤，降低全身炎性反应，上调脂肪酸氧化，降低胆固醇水平，降低肝脂肪变性及炎性反应损伤，其也可通过改善短链脂肪酸及胆汁酸代谢进而改善肝脏胆固醇、脂质代谢，改善肝纤维化。但是，也有研究证实益生菌虽没有明显改变肠道菌群组成，但其仍可通过降低肠道通透性，抑制慢性炎性反应进而降低肝脏脂质积累(刘巧红，等，2020)。

越来越多的研究表明益生菌能通过肠道微生态缓解非酒精性脂肪肝的不良后果(见图 7-2)，其效果和机理详述如下：

双歧杆菌三联活菌胶囊(主要成分包括双歧杆菌、嗜酸乳杆菌、粪肠球菌)有调节肠道菌群、改善肠道菌群失调的作用，口服后能有效抑制有害细菌产生内毒素，同时还具有保护胃肠道黏膜的作用，可以阻止肠道内肠源性毒素通过肠道黏膜-血液屏障进入肝脏，从而保持肠道健康和避免肝脏受损，以此改善肝功能，减少脂肪的沉积(田水林，等，2019)。

双歧杆菌乳杆菌三联活菌片可通过调节肠道菌群抑制机体炎症反应、过氧化反应，减轻机体 IR 和高血脂水平，最终达到稳定血糖，修复肝损伤的目的(代思，2022)。

由 8 种细菌(干酪乳杆菌、植物乳杆菌、德化乳杆菌保加利亚亚种、嗜热链球菌、长双歧杆菌、短双歧杆菌、嗜酸乳杆菌、婴儿双歧杆菌)混合而成的 VSL#3 制剂可通过降低 JNK(c-JunN 末端激酶)活性、NF-κB 活性和 UCP-2 表达等机制改善 ob/ob 小鼠(肥胖症鼠)胰岛素抵抗和肝组织结构，减少肝脏脂肪酸含量并降低丙氨酸氨基移酶(ALT)(Li，et al.，2003)。

高脂肪饮食可使小鼠肝脏自然杀伤 T 细胞(natural killer T cells，NKT)耗尽，导致抗炎和促炎因子表达失衡，并由此引发胰岛素抵抗和肝脏脂肪变性，口服

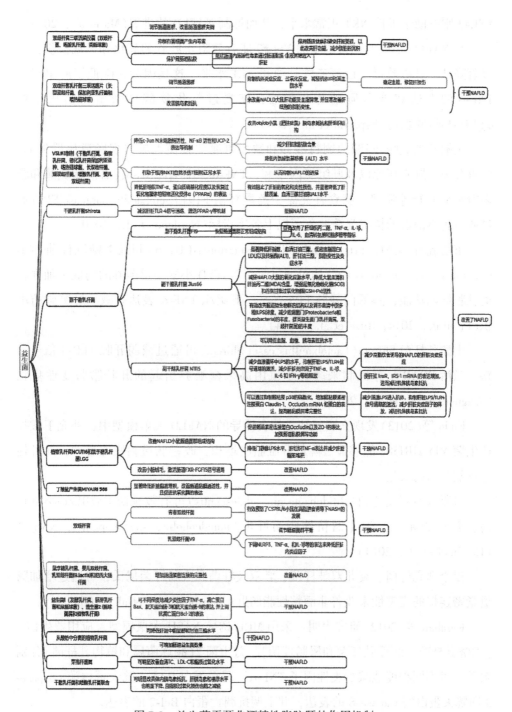

图 7-2 益生菌干预非酒精性脂肪肝的作用机制

VSL#3 则有助于维持 NKT 正常水平，从而抑制 NAFLD 的进展（Ma et al.，2008）。

在 NAFLD 小鼠的饲料中添加 VSL#3 能有效阻止肝脏的氧化和炎症损伤，并显著降低了肝脏质量、血清三酰甘油和 ALT 水平，这是因为它降低了肝组织中 TNF-α 的表达和蛋白质硝基化程度，恢复过氧化物酶体增殖物活化受体 α（PPARα）的表达（Esposito et al.，2009）。

用缺乏蛋氨酸/胆碱的饲料喂养和缺血再灌注会使大鼠出现肠道菌群失调、严重肝炎、肝脏坏死以及肝组织丙二醛、TNF-α、IL-1β、IL-6、血清转氨酶和脂多糖水平上升等症状。膳食补充副干酪乳杆菌 F19（LactobacillusparacaseiF19）通过调节肠道菌群的构成显著改善了以上各项指标（Nardone et al.，2010）。

植物乳杆菌 NCU116（Lactobacillus plantarum NCU116）和鼠李糖乳杆菌 LGG（Lactobacillus rhamnosus GG）均可通过改善 NAFLD 小鼠肠道菌群的构成来加强肠道黏膜屏障功能，降低门静脉 LPS 水平、肝组织 TNF-α 表达并减少肝脏脂肪堆积（Li et al.，2014；Ritze et al.，2014）。

干酪乳杆菌 Shirota（Lactobacillus casei Shirota）可通过减弱肝脏 TLR-4 信号通路、激活 PPAR-γ 等机制来缓解小鼠由高果糖喂养引起的肝脏脂肪变性症状（Wagnerberger，et al.，2013）。

Endo 等（2013）发现在胆碱缺乏饮食诱导的 NAFLD 大鼠模型中，补充丁酸盐产生菌 MIYAIRI588 能够显著降低肝脏脂肪堆积，改善肠道黏膜通透性，并且促进抗氧化酶的表达。

口服青春双歧杆菌（Bifidobacterium adolescentis）可有效预防 C57BL/6 小鼠在高脂膳食诱导下产生非酒精性脂肪肝炎（nonalcoholic，steatohepatitis，NASH）（Reichold et al.，2014）。

鼠李糖乳杆菌、婴儿双歧杆菌、乳双歧杆菌和大肠杆菌尼氏，可通过增加肠道紧密连接的完整性来改善非酒精性脂肪肝（Johnson-Henry et al.，2008）。

Karahan 等（2012）研究表明，采用 MCD 诱导 NASH 大鼠模型，应用益生菌 1〔发酵乳杆菌、胚芽乳杆菌和屎肠球菌〕、益生菌 2（肠球菌属和植物乳杆菌）分别喂养，可不同程度地减少炎性因子 TNF-α、凋亡蛋白 BAX、胱天蛋白酶 Caspase-3 和胱天蛋白酶 Capase-8 的表达，并上调抗凋亡蛋白 Bcl-2 的表达。

Wang 等（2009）研究表明，从酸奶中分离的植物乳杆菌可明显降低血清和肝脏中甘油三酯水平，增加粪便中乳杆菌属和双歧杆菌的数量。因此，植物乳杆菌不仅具有降低胆固醇的作用，还可增加肠道益生菌的数量。

高胆固醇和高脂饮食(HFD)喂养的大鼠在食用芽孢杆菌属 6 周后，血清胆固醇、低密度脂蛋白胆固醇和脂质过氧化水平均得到明显改善(Paik, et al., 2005)。

用干酪乳杆菌和嗜酸乳杆菌喂养患有胰岛素抵抗型糖尿病和高胰岛素血症的 NAFLD 大鼠，大鼠胰岛素抵抗的症状明显改善，胰岛素和肝糖原水平下降，脂质过氧化损伤也得到减轻(Yadav et al., 2007)。

益生菌制剂(长双歧杆菌、保加利亚乳杆菌和嗜热链球菌的活菌制剂)通过调节肠道菌群来减少炎症因子，以及通过改善胰岛素抵抗来改善 NADLD 大鼠肝功能及血脂异常，并显著改善肝细胞的脂肪变性(Luo et al., 2021)。

鼠李糖乳杆菌和植物乳杆菌通过调节肠道菌群结构，使失衡的肠道菌群更趋于正常，并促进肠道紧密连接蛋白 Occludin 以及 ZO-1 的表达，提高肠黏膜屏障的完整性，从而起到改善 NAFLD 的作用(梅璐，2016)。

鼠李糖乳杆菌和植物乳杆菌通过改善小肠绒毛，激活肠道 FXR-FGF15 信号通路，达到改善脂肪肝的效果(白利梅，2016)。

副干酪乳杆菌 Jlus66 能够降低 NAFLD 大鼠的体重，降低大鼠血清中甘油三酯、低密度脂蛋白以及转氨酶水平。Jlus66 也能降低 NAFLD 大鼠的氧化应激水平，降低大鼠血清和肝脏丙二醛(MDA)含量，增强超氧化物歧化酶(SOD)和谷胱甘肽过氧化物酶(GSH-Px)活性。它还可以有效改善肠道微生物菌群结构，调节血清中脂多糖(LPS)的浓度，减少致病菌门(Proteobacteria 和 Fusobacteria)的丰度同时提高益生菌门(乳杆菌属和双歧杆菌属)的丰度，达到干预 NAFLD 的效果(李倩，2018)。

乳双歧杆菌 V9 能通过调节肠道菌群平衡来干预 NAFLD，以及通过下调 NLRP3、TNF-α、和 IL-1β 等的表达来降低肝脏内炎症因子，从而保护高脂肪饮食诱导的非酒精性脂肪肝损伤(颜妍，等，2017)。

7.2.4 益生元干预非酒精性脂肪肝

益生元是一种膳食补充剂，可以通过选择性刺激一种或数种菌落中的细菌的生长和(或)活性而对宿主产生有益的影响。最为显著的益生元是由碳水化合物(单糖聚合物)组成的膳食纤维,包括抗性淀粉、非淀粉多糖、菊粉和低聚糖。其干预非酒精性脂肪肝的作用机制如下(见图 7-3):

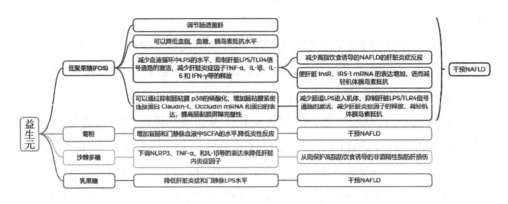

图 7-3　益生元干预非酒精性脂肪肝的作用机制

低聚果糖(FOS)不仅可以降低高脂饮食诱导的小鼠血脂、血糖、胰岛素抵抗水平,从而防治高脂饮食诱导的小鼠 NAFLD(姚芳芳,2017);还可以通过调节肠道菌群改善 NASH 患者的肝脏脂肪变性来干预非酒精性脂肪肝(Bomhof et al.,2019)。

补充益生元菊粉可增加盲肠和门静脉血液中短链脂肪酸(SCFAs)的水平,降低炎症反应来干预非酒精性脂肪肝(Bindels et al.,2012)。

沙棘多糖通过下调 NLRP3、TNF-α 和 IL-1β 等的表达来降低肝脏内的炎症因子,从而保护高脂肪饮食诱导的非酒精性脂肪肝损伤(颜妍等,2017)。

乳果糖可以通过降低肝脏炎症和门静脉 LPS 水平,在高脂饲料诱发的大鼠 NASH 模型中干预非酒精性脂肪肝(Fan J G et al.,2005)。

7.2.5　合生元干预非酒精性脂肪肝

将益生菌和益生元合用,即合生元。研究表明,合生元可调节肠道菌群及其相关功能基因的表达,降低粪便 SCFA 水平,降低回肠炎性反应,增强肠屏障功能,改善胰岛素抵抗,降低肝脏炎性反应及肝脂肪变性。同时,合生元 2000(R)

Forte(Synb)可降低小鼠脂多糖(LPS)及 NASH 后肝纤维化程度(刘巧红，等，2020)。合生元干预非酒精性脂肪肝的作用机制如下(见图 7-4):

乳酪杆菌 B21060(Lactobacillus paracasei B21060)联合阿拉伯半乳聚糖和低聚果糖组成的合生素可有效减少小鼠肠道革兰氏阴性细菌，在减轻高脂膳食诱导的 NAFLD 症状方面具有疗效(Raso et al.，2014)。

长双歧杆菌联合低聚果糖(FOS)干预 66 例 NASH 患者 6 个月后，可显著降低血清谷草转氨酶(AST)、LPS 及炎性递质水平，胰岛素抵抗指数(HOMA-IR)，脂肪变性和 NASH 活性指数，以此来干预非酒精性脂肪肝(Malaguarnera, et al.，2012)。

鼠李糖乳杆菌 CGMCC1.3724 和菊粉联合可以通过提高肠道中 Lachnospiraceae 家族细菌的相对丰度来干预非酒精性脂肪肝(Sanchez et al.，2014)。

乳双歧杆菌 V9 和沙棘多糖协同作用，可以显著下调 NLRP3、TNF-α 和 IL-1β 等的表达来降低肝脏内炎症因子，从而保护高脂肪饮食诱导的非酒精性脂肪肝损伤。(颜妍，等，2017)

副干酪乳杆菌 N1115 和低聚果糖联合应用，可以降低高脂饮食诱导的 C57 小鼠血脂、血糖、胰岛素抵抗水平，防治高脂饮食诱导的 C57 小鼠 NAFLD。也可以减少血液循环中 LPS 的水平，抑制肝脏 LPS/TLR4 信号通路的激活，减少肝脏炎症因子 TNF-α、IL-1β、IL-6 和 IFN-γ 等的释放，进而减少高脂饮食诱导的 NAFLD 的肝脏炎症反应。同时 LPS 水平的降低以及炎症因子的减少使肝脏 InsR、IRS-1 mRNA 的表达增加，进而减轻机体胰岛素抵抗，起到改善 NAFLD 的作用。还可以通过抑制肠黏膜 p38 的磷酸化，增加肠黏膜紧密连接蛋白 Claudin-1、Occludin mRNA 和蛋白的表达，提高肠黏膜屏障完整性，而改善肠黏膜屏障完整性能够减少肠道 LPS 进入机体，抑制肝脏 LPS/TLR4 信号通路的激活，减少肝脏炎症因子的释放，减轻机体胰岛素抵抗，起到改善 NAFLD 的作用(姚芳芳，2017)。

Mencarelli 等(2012)用硫酸葡聚糖钠喂养使 ApoE-/-小鼠肠道黏膜受损并诱发 NASH 和胰岛素抵抗症状，而硫酸葡聚糖钠与 VSL#3 同时服用可减轻肠道炎症，恢复肠黏膜功能，从而有效防止 NASH 的进展。

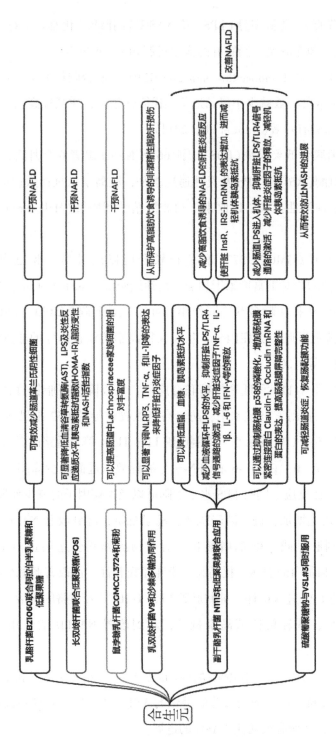

图7-4　合生元干预非酒精性脂肪肝的作用机制

7.2.6 植物提取物干预非酒精性脂肪肝

植物提取物的功效来自其中的某种或某几种组分。植物提取物干预非酒精性脂肪肝的部分研究成果详述如下(见图7-5):

研究发现,姜黄的热水提取物(CLW)可以显著降低甘油三酯(TG)和胆固醇(TC)水平,抑制小鼠肝脏细胞中的脂质积累,抑制与脂肪酸摄取相关的 mRNA 表达,改善小鼠受损的抗氧化防御系统,降低细胞内活性氧(ROS)和丙二醛(MDA)水平,以此来干预非酒精性脂肪肝(Mun et al.,2019)。

水飞蓟素是一种强大的抗氧化剂,从菊科草本植物水飞蓟果实及种子中提取所得,能够通过改善胰岛素抵抗和肝脂肪变性的间接标志物(Surai,2015),以及抑制 NF-κB 活性,促炎细胞因子(IL-1,IL-6,TNF-α,TNF-β)的合成来干预非酒精性脂肪肝(Cicero et al.,2018)。

盐酸小檗碱是一种季铵盐,可从许多药用植物(特别是小檗属植物)中提取,可以通过改善肝脂肪变性间接标志物(肝脂肪变性指数,脂质积累产物)水平(Cicero et al.,2016),以及改善 NAFLD 患者的脂质参数、胰岛素抵抗、肝脏标志物和肝脂肪变性程度(Wei et al.,2016)来干预非酒精性脂肪肝。

白藜芦醇是一种非类黄酮酚,主要从葡萄皮中提取,通过限制油酸和棕榈酸孵育的 HepG2 细胞中脂质的摄入和合成,以及降低氧化应激(高刚,等,2021),增加体内肠道特异性细菌的丰度来改善胰岛素敏感性和脂质代谢(Chen, et al.,2017),以此来干预非酒精性脂肪肝。

"草药提取物"("类黄酮""皂苷""醌""酚类化合物""生物碱""多糖""银杏内酯 B""五味子素 B""熊果酸")通过抑制炎症,抗氧化应激,改善脂质代谢和胰岛素敏感性,调节肠道细菌菌群来达到改善非酒精性脂肪肝的目的(Wang et al.,2022)。

扯根菜的提取物(PCPE)可以通过重塑产生胆盐水解酶(BSH)的微生物来改善 NAFLD,其通过调节肠道和肝脏 FXR 信号传导来抑制牛磺酸结合的胆汁酸(BAs)转化并加速胆固醇代谢(Li et al.,2022)。

白茶提取物(WTE)通过减少脂质合成并改善能量消耗来干预 NAFLD 的发展(Li et al.,2022)。

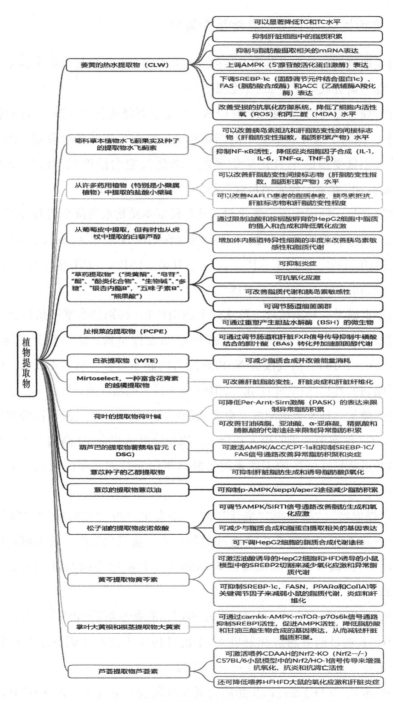

图 7-5　植物提取物干预非酒精性脂肪肝的作用机制

Mirtoselect，一种富含花青素的越橘提取物，可以通过改善肝脏脂肪变性、肝脏炎症和肝脏纤维化来干预非酒精性脂肪肝(Morrison et al.，2015)。

荷叶的提取物荷叶碱通过降低 Per-Arnt-Sim 激酶(PASK)的表达(Zhang et al.，2015)和改善甘油磷脂、亚油酸、α-亚麻酸、精氨酸和脯氨酸的代谢途径(Cui et al.，2020)来限制异常脂肪积累，以此来干预非酒精性脂肪肝。

薯蓣皂苷元(DSG)是从葫芦巴中分离出来的一种有效的皂素成分，可通过激活 AMPK/ACC/CPT-1a 和抑制 SREBP-1C/FAS 信号通路来改善异常脂肪积聚和减轻炎症反应，以此来干预非酒精性脂肪肝(Fang et al.，2019)。

薏苡种子的乙醇提取物具有抑制肝脏脂肪生成和诱导脂肪酸 β 氧化的功效(Chang et al.，2020)。

薏苡的提取物薏苡油通过抑制 p-AMPK/SePP1/apoER2 途径来减少脂肪积累，从而达到干预非酒精性脂肪肝的目的(Gu et al.，2021)。

松子油的提取物皮诺敛酸通过调节 AMPK/SIRT1 信号通路来改善脂肪生成和氧化应激(Zheng et al.，2019)，以及减少与脂质合成和脂蛋白摄取相关的基因表达，下调 HepG2 细胞的脂质合成代谢途径(Lee et al.，2016)，从而达到干预非酒精脂肪肝的目的。

黄芩提取物黄芩素通过激活油酸诱导的 HepG2 细胞和 HFD 诱导的小鼠模型中的 SREBP2 切割来减少氧化应激和异常脂质代谢(Sun et al.，2020)，以及抑制 SREBP-1c，FASN，PPARα 和 Col1A1 等关键调节因子来减弱小鼠的脂质代谢、炎症和纤维化作用(Zhang et al.，2018)，以此达到干预非酒精性脂肪肝的目的。

掌叶大黄根和根茎提取物大黄素通过 camkk-AMPK-mTOR-p70s6k 信号通路抑制 SREBP1 活性(Wang et al.，2017)，促进 AMPK 活性，降低脂肪酸和甘油三酯生物合成的基因表达(Yang et al.，2019)，从而减少肝脏脂质积聚。

芦荟提取物芦荟素可以通过激活喂养 CDAAH 的 Nrf2-KO C57BL/6 小鼠模型中的 Nrf2/HO-1 信号传导来增强抗氧化、抗炎和抗凋亡活性(Xu et al.，2021)，还可减缓喂养 HFHFD 大鼠的氧化应激和肝脏炎症(Klaikeaw et al.，2020)。

本章参考文献

［1］刘泽萱，汪燕，等．脂肪肝［M］．北京：人民卫生出版社，2018．

［2］刘巧红，赵瑜，胡义扬．调节肠道菌群治疗非酒精性脂肪肝的研究进展［J］．世界中医药，2020，15(7)：1075-1079．

［3］田水林，施琳，张显涛，等．双歧杆菌三联活菌胶囊对乙型肝炎肝纤维化的改善作用［J］．肝脏，2019，24(4)：469-470．

［4］代思．益生菌制剂辅助治疗 2 型糖尿病伴非酒精性脂肪肝的临床研究［D］．新乡：新乡医学院，2022．

［5］LI Z, YANG S, LIN H, et al. Probiotics and antibodies to TNF inhibit inflammatory activity and improve nonalcoholic fatty liver disease［J］. Hepatology, 2003, 37(2)：343-350.

［6］MA X, HUA J, LI Z. Probiotics improve high fat diet-induced hepatic steatosis and insulin resistance by increasing hepatic NKT cells［J］. Journal of hepatology, 2008, 49(5)：821-830.

［7］ESPOSITO E, IACONO A, BIANCO G, et al. Probiotics reduce the inflammatory response induced by a high-fat diet in the liver of young rats［J］. J. Nutr., 2009, 139(5)：905-911.

［8］NARDONE G, COMPARE D, LIGUORI E, et al. Protective effects of Lactobacillus paracasei F19 in a rat model of oxidative and metabolic hepatic injury［J］. Am. J. Physiol. Gastrointest Liver Physiol, 2010, 299(3)：G669-G676.

［9］LI C, NIE S P, ZHU K X, et al. Lactobacillus plantarum NCU116 improves liver function, oxidative stress and lipid metabolism in rats with high fat diet induced non-alcoholic fatty liver disease［J］. Food Funct., 2014, 5(12)：3216-3223.

［10］RITZE Y, BARDOS G, CLAUS A, et al. Lactobacillus rhamnosus GG protects against non-alcoholic fatty liver disease in mice［J］. PLoS One, 2014, 9(1)：e80169.

［11］WAGNERBERGER S, SPRUSS A, KANURI G, et al. Lactobacillus casei

Shirota protects from fructose-induced liver steatosis: a mouse model[J]. J. Nutr. Biochem., 2013, 24(3): 531-538.

[12] ENDO H, NIIOKA M, KOBAYASHI N, et al. Butyrate-producing probiotics reduce nonalcoholic fatty liver disease progression in rats: new insight into the probiotics for the gut-liver axis[J]. PLoS One, 2013, 8(5): e63388.

[13] REICHOLD A, BRENNER SA, SPRUSS A, et al. Bifidobacterium adolescentis protects from the development of nonalcoholic steatohepatitis in a mouse model[J]. J. Nutr. Biochem., 2014, 25(2): 118-125.

[14] JOHNSON-HENRY K C, DONATO K A, SHEN-TU G, et al. Lactobacillus rhamnosus strain GG prevents enterohemorrhagic Escherichia coli O157: H7-induced changes in epithelial barrier function[J]. Infect Immun, 2008, 76(4): 1340-1348.

[15] KARAHAN N, ISLER M, KOYU A, et al. Effects of probiotics on methionine choline deficient diet-induced steatohepatitis in rats[J]. Turk. J. Gastroenterol, 2012, 23(2): 110-121.

[16] WANG Y, XU N, XI A, et al. Effects of Lactobacillus plantarum MA2 isolated from Tibet kefir on lipid metabolism and intestinal microflora of rats fed on high-cholesterol diet[J]. Appl. Microbiol. Biotechnol., 2009, 84(2): 341-347.

[17] PAIK H D, PARK J S, PARK E. Effects of Bacillus polyfermenticus SCD on lipid and antioxidant metabolisms in rats fed a high-fat and high-cholesterol diet[J]. Biol. Pharm. Bull, 2005, 28(7): 1270-1274.

[18] YADAV H, JAIN S, SINHA P R. Antidiabetic effect of probiotic dahi containing Lactobacillus acidophilus and Lactobacillus casei in high fructose fed rats[J]. Nutrition, 2007, 23(1): 62-68.

[19] LUO M, YAN J, WU L, et al. Probiotics Alleviated Nonalcoholic Fatty Liver Disease in High-Fat Diet-Fed Rats via Gut Microbiota/FXR/FGF15 Signaling Pathway[J]. J. Immunol. Res., 2021, 2021: 2264737.

[20] 梅璐. 降脂益生菌联合决明子总蒽醌对大鼠非酒精性脂肪肝形成的影响及相关机制研究[D]. 郑州: 郑州大学, 2016.

［21］白利梅.降脂益生菌对非酒精性脂肪肝大鼠胆汁酸代谢的影响［D］.郑州：郑州大学，2016.

［22］李倩.降胆固醇益生菌的筛选及副干酪乳杆菌 Jlus66 对非酒精性脂肪肝的功效［D］.长春：吉林大学，2018.

［23］颜妍，张晓慧，邹凯，等.沙棘多糖及益生菌 V9 通过调控炎性小体 NLRP3 对高脂饮食诱导的大鼠非酒精性脂肪肝的保护作用［C］//中国免疫学会.第十二届全国免疫学学术大会摘要汇编.［出版者不详］，2017：421.

［24］姚芳芳.益生菌联合益生元防治小鼠非酒精性脂肪肝的作用及机制研究［D］.郑州：郑州大学，2017.

［25］BOMHOF MR, PARNEll JA, RAMAY HR, et al. Histological improvement of non-alcoholic steatohepatitis with a prebiotic: a pilot clinical trial［J］. Eur. J. Nutr., 2019, 58(4): 1735-1745.

［26］BINDELS LB, PORPORATO P, DEWULF EM, et al. Gut microbiota-derived propionate reduces cancer cell proliferation in the liver［J］. Br. J. Cancer, 2012, 107(8): 1337-1344.

［27］FAN J G, XU Z J, WANG G L. Effect of lactulose on establishment of a rat non-alcoholic steatohepatitis model［J］. World J. Gastroenterol, 2005, 11(32): 5053-5056.

［28］RASO G M, SIMEOLI R, IACONO A, et al. Effects of a Lactobacillus paracasei B21060 based synbiotic on steatosis, insulin signaling and toll-like receptor expression in rats fed a high-fat diet［J］. J. Nutr. Biochem, 2014, 25(1): 81-90.

［29］MALAGUARNERA M, VACANTE M, ANTIC T, et al. Bifidobacterium longum with fructo-oligosaccharides in patients with non alcoholic steatohepatitis［J］. Dig. Dis. Sci, 2012, 57(2): 545-553.

［30］SANCHEZ M, DARIMONT C, DRAPEAU V, et al. Effect of Lactobacillus rhamnosus CGMCC1.3724 supplementation on weight loss and maintenance in obese men and women［J］. Br. J. Nutr., 2014, 111(8): 1507-1519.

［31］MENCARELLI A, CIPRIANI S, RENGA B, et al. VSL#3 resets insulin signaling and protects against NASH and atherosclerosis in a model of genetic dyslipidemia and intestinal inflammation[J]. PLoS One, 2012, 7(9): e45425.

[32]MUN J, KIM S, YOON HG, et al. Water Extract of Curcuma longa L. Ameliorates Non-Alcoholic Fatty Liver Disease [J]. Nutrients, 2019, 11 (10): 2536.

[33] Surai P F. Silymarin as a Natural Antioxidant: An Overview of the Current Evidence and Perspectives[J]. Antioxidants (Basel), 2015, 4(1): 204-247.

[34]CICERO AFG, COLLETTI A, BELLENTANI S. Nutraceutical Approach to Non-Alcoholic Fatty Liver Disease (NAFLD): The Available Clinical Evidence[J]. Nutrients, 2018, 10(9): 1153.

[35]CICERO A F, BAGGINOI A. Berberine and Its Role in Chronic Disease[J]. Adv Exp. Med. Biol., 2016, 928: 27-45.

[36] WEI X, WANG C, HAO S, SONG H, YANG L. The Therapeutic Effect of Berberine in the Treatment of Nonalcoholic Fatty Liver Disease: A Meta-Analysis[J]. Evid. Based Complement Alternat Med., 2016, 2016: 3593951.

[37]高刚, 李淑, 薛军, 等. 非酒精性脂肪性肝病中医证候类型及证候要素[J]. 临床肝醇杂志, 2021, 37(1): 89-93.

[38]CHEN F P, CHANG C M, WU T P, et al. Clinical efficacy of Rong-Yang-Jyh-Gan-Tang on patients with chronic hepatitis C: A double-blinded randomized placebo-controlled crossover study[J]. J. Ethnopharmacol, 2017, 196: 1-8.

[39]WANG Y, WU J, SHI A. Literature Review on the Use of Herbal Extracts in the Treatment of Non-Alcoholic Fatty Liver Disease[J]. Endocr Metab Immune Disord Drug Targets, 2022, 22(11): 1123-1145.

[40]LI X, ZHAO W, XIAO M, et al. Penthorum chinense Pursh. extract attenuates non-alcholic fatty liver disease by regulating gut microbiota and bile acid metabolism in mice[J]. J Ethnopharmacol, 2022, 294: 115333.

[41]LI N, ZHAO X, WANG J, et al. White tea alleviates non-alcoholic fatty liver disease by regulating energy expenditure and lipid metabolism[J]. Gene., 2022, 833: 146553.

［42］MORRISON M C, LIANNG W, MULDER P, et al. Mirtoselect, an anthocyanin-rich bilberry extract, attenuates non-alcoholic steatohepatitis and associated fibrosis in ApoE(*)3Leiden mice［J］. J. Hepatol, 2015, 62(5)：1180-1186.

［43］ZHANG DD, ZHANG JG, WU X, et al. Nuciferine downregulates Per-Arnt-Sim kinase expression during its alleviation of lipogenesis and inflammation on oleic acid-induced hepatic steatosis in HepG2 cells［J］. Front Pharmacol, 2015, 6：238.

［44］CUI H, LI Y, CAO M, et al. Untargeted Metabolomic Analysis of the Effects and Mechanism of Nuciferine Treatment on Rats With Nonalcoholic Fatty Liver Disease［J］. Front Pharmacol, 2020, 11：858.

［45］FANG K, WU F, CHEN G, et al. Diosgenin ameliorates palmitic acid-induced lipid accumulation via AMPK/ACC/CPT-1A and SREBP-1c/FAS signaling pathways in LO2 cells［J］. BMC Complement Altern. Med., 2019, 19(1)：255.

［46］CHANG H, LU HF, CHEN JC, CHEN YH, SUN HT, HUANG HC, et al. Adlay seed (Coix lacryma-jobi l.) extracts exhibit a prophylactic effect on diet-induced metabolic dysfunction and nonalcoholic fatty liver disease in mice［J］. Evid Based Complement Alternat Med, 2020, 2020：9519625.

［47］GU L, ZHANG Y, ZHANG S, ZHAO H, WANG Y, KAN D, et al. Coix lacryma-jobi seed oil reduces fat accumulation in nonalcoholic fatty liver disease by inhibiting the activation of the p-AMPK/SePP1/apoER2 pathway［J］. J. Oleo Sci., 2021, 70(5)：685-696.

［48］ZHANG J, ZHANG SD, WANG P, GUO N, WANG W, YAO LP, et al. Pinolenic acid ameliorates oleic acid-induced lipogenesis and oxidative stress via AMPK/SIRT1 signaling pathway in HepG2 cells［J］. Eur. J. Pharmacol, 2019, 861：172618.

［49］LEE AR, HAN SN. Pinolenic acid downregulates lipid anabolic pathway in HepG2 cells［J］. Lipids, 2016, 51(7)：847-855.

［50］SUN W, LIU P, WANG T, et al. Baicalein reduces hepatic fat accumulation by activating AMPK in oleic acid-induced HepG2 cells and high-fat diet-induced noninsulin-resistant mice[J]. Food Funct., 2020, 11(1): 711-721.

[51]ZHANG J, ZHANG H, DENG X, et al. Baicalin attenuates non-alcoholic steatohepatitis by suppressing key regulators of lipid metabolism, inflammation and fibrosis in mice[J]. Life Sci., 2018, 192: 46-54.

[52]WANG S, LI X, GUO H, et al. Emodin alleviates hepatic steatosis by inhibiting sterol regulatory element binding protein 1 activity by way of the calcium/calmodulin-dependent kinase kinase-AMP-activated protein kinase-mechanistic target of rapamycin-p70 ribosomal S6 kinase signaling pathway[J]. Hepatol Res., 2017, 47(7): 683-701.

[53]YANG M, LI X, ZENG X, et al. Rheum palmatum l Attenuates high fat diet-induced hepatosteatosis by activating AMP-activated protein kinase[J]. Am. J. Chin. Med., 2016, 44(3): 551-564.

[54]XU Q, FAN Y, LOOR J J, LIANG Y, LV H, SUN X, et al. Aloin protects mice from diet-induced non-alcoholic steatohepatitis via activation of Nrf2/HO-1 signaling[J]. Food Funct., 2021, 12(2): 696-705.

[55]KLAIKEAW N, WONGPHOOM J, WEARWATGANON D, CHAYANUPATKUL M, SIRIVIRIYAKUL P. Anti-inflammatory and anti-oxidant effects of aloe vera in rats with non-alcoholic steatohepatitis[J]. World J. Hepatol, 2020, 12(7): 363-377.

第8章 高尿酸血症的靶向膳食干预策略

8.1 高尿酸血症的分类及临床指征

8.1.1 高尿酸血症的分类

近年来，高尿酸成为困扰国民健康的一大问题。高尿酸可单独发展或伴随其他代谢综合征症状一同出现，严重者可发展为高尿酸血症（Hyperuricemia，HUA）。

根据是否由基因或其变异主导可将高尿酸血症分为原发性和继发性两类，其病理概览图（见图8-1），发生机制如下所述：

1. 原发性高尿酸血症

基因变异导致的先天性嘌呤代谢酶表达异常，致使人体尿酸生成过多或者出现排泄障碍，造成人体内长期储存有大量的尿酸（UA），最终导致人体患上高尿酸血症。原发性高尿酸血症病因除上述由于酶缺陷引起的外，大多未阐明，常伴高脂血症、肥胖、糖尿病、高血压病、动脉硬化和冠心病等，属遗传性疾病。

2. 继发性高尿酸血症

继发性高尿酸血症指的是后天性形成的高尿酸血症，其中主要是因为肾尿酸排泄较少所致，比如肾器官发生病变，导致肾功能出现障碍，尿酸分泌量减少，或者是因为患有某种病症服用阿司匹林、左旋多巴等具有利尿作用的药物后而导致患上继发性高尿酸血症。同时，若是患有白血病、淋巴增生类疾病，患者可能会出现尿酸过多的情况，从而引发继发性高尿酸血症。

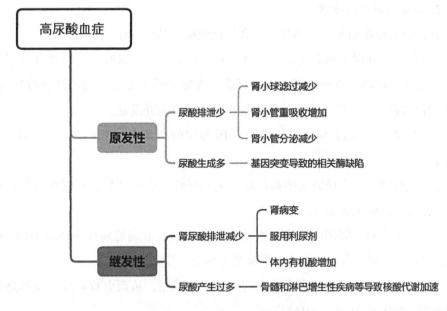

图 8-1　高尿酸血症病理概览

8.1.2　高尿酸血症的诊断标准和症状

1. 高尿酸血症的诊断标准

一般来说，血清中尿酸的生成与尿酸的排泄之间存在相对的平衡。当体内尿酸积累过多而打破该平衡，即男性血尿酸值高于 420 μmol/L，女性血尿酸值高于 360 μmol/L 时，即为高尿酸血症。由于肾脏对尿酸排泄的作用不可忽视，根据尿酸清除率与肌酐清除率的比值可将高尿酸血症分型为三种，分别是尿酸排泄不良型，尿酸生成过多型，以及混合型，见表 8-1。

表 8-1　高尿酸血症的诊断标准

HUA 类型	诊断标准
尿酸排泄不良型	尿酸排泄<0.48mg/（kg×h），尿酸清除率<6.2ml/min
尿酸生成过多型	尿酸排泄>0.51mg/（kg×h），尿酸清除率≥6.2ml/min
混合型	尿酸排泄>0.51mg/（kg×h），尿酸清除率<6.2ml/min

2. 高尿酸血症的症状

高尿酸血症能引起一系列代谢性和慢性疾病及其并发症：

(1)痛风。高尿酸血症是痛风的重要发病因素之一，尿酸盐在机体各处不断沉积，会造成损害并出现痛风。患者可能出现痛风性关节炎、痛风性肾脏病变、痛风性肾结石、痛风性心脏病、痛风性高血压等严重并发症。

(2)肾结石。超过 10% 的肾结石是因为尿酸积聚形成的(Domenico et al., 2015)。

(3)慢性肾病。有研究表明高尿酸不单是慢性肾病的结果，同时也是导致慢性肾病的诱因(Richard et al., 2013)。

(4)心血管病。降尿酸药物使慢性肾病患者的心脏病患病风险下降 60%(Su et al., 2017)，证明高尿酸与心血管病的发病有一定关联。

(5)代谢综合征。尿酸会影响葡萄糖和脂肪代谢，从而引致肥胖以及其他代谢性疾病(William et al., 2015)。

8.2　高尿酸血症的靶向膳食干预策略

8.2.1　高尿酸血症的靶向膳食干预策略

高尿酸血症是体内嘌呤代谢发生紊乱导致血液中尿酸增多而引起的一种代谢性疾病。人体内尿酸每日的生成量和排泄量大约相等。生成量约三分之一是由食物而来，三分之二是体内自行合成。排泄量的三分之一由肠道排出，三分之二从肾脏排出。高尿酸血症的靶向膳食干预策略(见图 8-2)如下：

除了少食嘌呤含量高的食物，高尿酸人群需要限制摄入酒精类饮料。酒精在体内会转变成乙酸，抑制尿酸在肾脏的排泄。尽管干红葡萄酒所含的白藜芦醇能抗氧化、减少尿酸产生，但过多饮用(每天超过 200 毫升)仍会减少尿酸排泄，加重高尿酸血症和痛风(游华玲，2018)。

研究表明，摄入维生素 C 可以降低血清尿酸含量，对高尿酸血症和痛风均有一定的预防作用(Choi et al., 2009)。

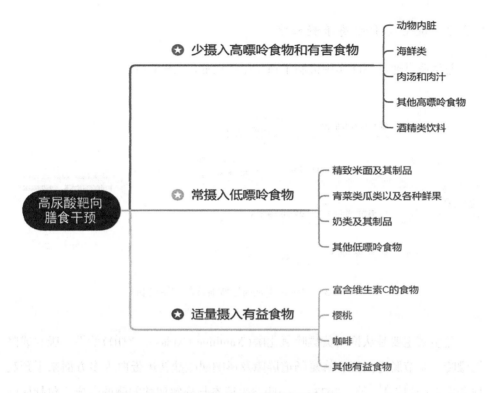

图 8-2　高尿酸的靶向膳食干预策略图

　　樱桃被发现能降低血浆尿酸的浓度（Robert et al., 2003）。除了维生素，樱桃富含抗氧化物质花青素，在抗炎消炎方面有一定作用。樱桃冻干粉可能通过降低组织中炎症因子的水平，达到减轻痛风性关节炎损伤的效果（韩文婷，衣卫杰，2013）。

　　适量地摄入咖啡可能有助于预防和控制痛风（Hyon & Gary，2007）。有研究发现，每天一杯无咖啡因咖啡或常规咖啡的摄入都可能使血清中尿酸水平显著降低（Park et al.，2016）。

　　膳食干预高尿酸就是通过减少嘌呤的产生和增加嘌呤的排出以达到降低血液内尿酸水平的目的。通过控制饮食减少内外源嘌呤的产生，同时摄入一些有助于降低血液尿酸水平的食物，加上适当的锻炼，则有助于改善高尿酸症状，从而达到控制血液尿酸水平的目的。

8.2.2　益生菌干预高尿酸血症

益生菌可通过不同作用机制干预高尿酸血症(见图 8-3)。

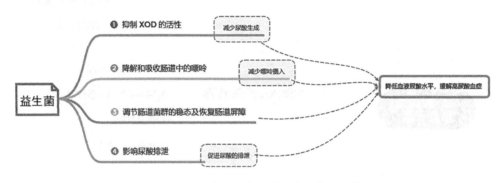

图 8-3　益生菌干预高尿酸血症的作用机制

益生菌主要是从抑制黄嘌呤氧化酶(Xanthine Oxidase，XOD)活性、吸收或降解嘌呤、调节肠道菌群、修复肠道屏障及影响尿酸盐转运蛋白等多方面来干预高尿酸血症(黄佳豪，等，2023)。一些益生菌参与降解尿酸的酶的合成，包括尿酸酶、尿囊素酶和尿囊酸酶，这些酶有助于将尿酸降解为尿素，从而降低尿酸水平；此外，还有一些益生菌具有嘌呤降解的能力，可以通过减缓肠道内嘌呤的吸收来降低血清尿酸水平和高尿酸血症的发生概率。

肠道菌群与尿酸代谢和排泄之间的相互作用表明调节肠道菌群可能有助于降低血清尿酸的水平。一些研究表明，某些益生菌菌株可以降低高尿酸血症小鼠的尿酸水平(邓英，等，2017；牛春华，等，2020；倪彩新，2021)。

在高尿酸血症小鼠模型中，益生菌可以帮助维持肠道菌群平衡，增加双歧杆菌和乳酸杆菌的丰度，从而降低血清尿酸和 LPS 水平以及黄嘌呤脱氢酶(XDH)的活性(Jing et al.，2021)。

从西北传统发酵食物"浆水"中分离得到的发酵乳杆菌可以通过降解肠道中的尿酸，改善排便和调节肠道菌群，从而降低体内尿酸水平(李端，壹图，2021)。

在高果糖诱导的高尿酸血症模型中，短乳杆菌 DM9218 可以通过降解肠道中嘌呤代谢的中间产物肌苷和加强肠道屏障功能来降低血清尿素的水平和肝脏黄嘌呤脱氢酶的活性(Wang et al., 2019)。

菌株 Lactobacillus gasseri PA-3 降解肌苷能够减少大鼠肠道对肌苷及其相关化合物的吸收,起到降低尿酸的功效(Yamada et al., 2017)。

8.2.3 壳寡糖干预高尿酸血症

壳寡糖(COS)是壳聚糖经壳聚糖酶水解而生成的低分子量寡聚多糖,具有分子量小,溶于水,可被人体吸收等特点。研究表明,壳寡糖有着较好的生物活性,在提高机体免疫力、抗肿瘤、调节血脂、抗感染、促进双歧杆菌生长等方面有着很好的效果,在保护肝脏、治疗急性肾衰竭、治疗关节炎等疾病的研究中也取得了良好的研究成果(刘洋,2009)。其干预高尿酸血症的机制如下(见图8-4):

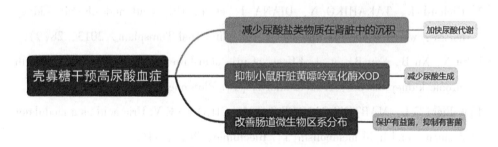

图 8-4　壳寡糖干预高尿酸血症的作用机制

在机体的肠道中有大量的微生物,其中一部分是长期寄居的微生物,在机体防御机能正常时是无害的,称为正常菌群或正常微生物群。肠道菌群有影响人体营养吸收、抗菌、参与机体代谢、增强免疫等方面的作用。能促进肠道正常菌群中双歧杆菌增生的物质称为双歧因子。COS是一种重要的双歧因子,它可以调节人体肠道内微生物的代谢活动,改善肠道微生物区系分布,抑制肠道有害菌生长,促进双歧杆菌生长繁殖(刘洋,2009)。

黄嘌呤氧化酶是一种氧化还原酶,黄嘌呤氧化酶广泛存在于各种动物及人类体内,在嘌呤代谢中起着关键作用,非嘌呤类前体物质在体内经过一系列的转化生成嘌呤类核苷酸黄嘌呤、次黄嘌呤,继续分解生成次黄嘌呤和黄嘌呤,最终经过黄嘌呤氧化酶的连续氧化而生成尿酸。因此,黄嘌呤氧化酶直接调控着体内尿酸水平的高低。COS 能够在一定程度上抑制小鼠肝脏匀浆的 XOD 活性的升高,表明 COS 通过此种途径可以减少体内尿酸的生成,达到降低体内尿酸的目的(刘洋,2009)。

COS 还能够明显改善高尿酸血症小鼠肾脏组织受损情况,它能降低尿酸盐类物质在肾脏中的沉积,加快尿酸代谢,起到保护肾脏的作用(刘洋,2009)。

本章参考文献

[1]DOMENICO P, PASQUALE S, TULLIO L, et al. Dietary treatment of urinary risk factors for renal stone formation. A review of CLU Working Group[J]. Arch Ital Urol Androl,2015,87(2).

[2]Richard J., TAKAHIKO N, DIANA J, et al. Uric acid and chronic kidney disease:which is chasing which? [J]. Nephrol Dial Transplant,2013,28(9).

[3]Su X, Xu B, Yan B, et al. Effects of uric acid-lowering therapy in patients with chronic kidney disease:A meta-analysis[J]. PloS one,2017,12(11).

[4]William G L, MARTINS-SANTOS S E M, CHAVES E V. Uric acid as a modulator of glucose and lipid metabolism[J]. Biochimie,2015,116.

[5]游华玲. 痛风饮食四避五益[J]. 安全与健康,2018(7):51.

[6]CHOI K H, GAO X, CURHAN G. Vitamin C Intake and the Risk of Gout in Men:A Prospective Study[J]. Archives of Internal Medicine,2009,169(5).

[7]Robert A J, Giovanna M S, Vicky A S, et al. Consumption of cherries lowers plasma urate in healthy women[J]. The Journal of Nutrition,2003,133(6).

[8]韩文婷,衣卫杰. 樱桃冻干粉对大鼠痛风性关节炎抗炎作用的研究[J]. 现代预防医学,2013,40(17):3173-3175,3179.

[9]Hyon K C., Gary C. Coffee, tea, and caffeine consumption and serum uric acid level:The third national health and nutrition examination survey[J]. Arthritis and Rheumatism,2007,57(5).

[10] PARK Y K, KIM J H, AHN S H, et al. Effects of coffee consumption on serum uric acid: systematic review and meta-analysis [J]. Seminars in Arthritis and Rheumatism, 2016, 45(5).

[11] 黄佳豪, 李先平, 赵军英, 等. 益生菌缓解高尿酸血症作用机制研究进展[J/OL]. 食品科学: 1-22[2023-09-03].

[12] 邓英, 何春阳, 唐艳, 等. 短乳杆菌 DM9218 对高果糖饮食诱导的小鼠高尿酸血症的缓解作用及机制研究[J]. 中国微生态学杂志, 2017, 29(12): 1387-1390.

[13] 牛春华, 肖茹雪, 赵子健, 等. 植物乳杆菌 UA149 的降尿酸作用[J]. 现代食品科技, 2020, 36(2): 1-6, 217.

[14] 倪彩新. 乳杆菌对高尿酸血症的影响及作用途径探究[D]. 无锡: 江南大学, 2021.

[15] JING W, YONG C, HAO Z, et al. The gut microbiota as a target to control hyperuricemia pathogenesis: Potential mechanisms and therapeutic strategies[J]. Critical Reviews in Food Science and Nutrition, 2021, 62(14).

[16] 李端, 壹图. 西北美食浆水或可降尿酸[J]. 中老年保健, 2021(6): 4.

[17] WANG H, MEI L, DENG Y, et al. Lactobacillus brevis DM9218 ameliorates fructose-induced hyperuricemia through inosine degradation and manipulation of intestinal dysbiosis[J]. Nutrition, 2019, 62.

[18] YAMADA N, SAITO-IWAMOTO C, NAKAMURA M, et al. Lactobacillus gasseri PA-3 Uses the Purines IMP, Inosine and Hypoxanthine and Reduces Their Absorption in Rats[J]. Microorganisms, 2017, 5(1).

[19] 刘洋. 壳寡糖对小鼠高尿酸血症动物模型的治疗作用研究[D]. 青岛: 中国海洋大学, 2009.

第9章 代谢综合征靶向膳食干预的 Meta 分析和评价

9.1 Meta 分析概述

9.1.1 Meta 分析的原理、方法、特点和应用

随着科学研究的不断发展，各个领域涌现出大量的研究成果。然而，由于不同研究的样本量、方法和结果有差异，有时难以直接比较和综合这些研究结果。在这种情况下，Meta 分析作为一种重要的统计方法应运而生，它可以帮助我们系统地综合和分析已有的研究结果，从而得出更为准确和稳健的结论。

1. 原理

Meta 分析(Meta-analysis)是一种将多个独立但相似研究的结果进行合并和整合的方法。其基本原理是将多个研究的效应量(如均值差、风险比等)进行标准化，然后通过统计分析来计算汇总效应量及其置信区间。这样的汇总效应量能够更好地反映出整体的效应规律，从而为决策提供更可靠的依据。

2. 方法

Meta 分析的步骤主要包括：问题定义、文献检索、研究选择、数据提取、效应量计算、效应量整合和结果解释。

(1)问题定义：首先要明确需要进行 Meta 分析的研究问题，例如某种药物针对某一特定适应证的疗效。

(2)文献检索：在相关的数据库中进行系统性的文献检索，收集所有与研究

问题相关的研究文章。这一步需要严格的方法和透明的流程，以避免选择性偏倚。

（3）研究选择：根据预定的纳入和排除标准，对检索到的文献进行筛选。通常需要考虑研究的质量、样本量等因素。

（4）数据提取：从选定的研究中提取必要的信息，包括样本量、效应量的均值和方差等。这些数据将用于后续的统计分析。

（5）效应量计算：对于每个研究，根据提取的数据计算相应的效应量。这可能涉及不同的统计方法，取决于研究的性质和数据类型。

（6）效应量整合：使用统计方法将各个研究的效应量进行整合，得出汇总的效应量。常用的方法包括固定效应模型和随机效应模型。

（7）结果解释：解释汇总效应量及其置信区间的含义，考虑其统计和实际意义。同时，还需要进行敏感性分析和亚组分析，以探究汇总效应的稳健性和异质性。

3. 优势与局限

Meta 分析的优势在于能够从更高的角度综合研究结果，提供更具说服力的结论，对于解决争议性问题具有重要作用。然而，它也存在一些局限性。首先，不同研究的方法和质量差异可能引入异质性，影响结果的解释。其次，由于受限于已有研究的质量和数量，Meta 分析可能无法覆盖所有可能的因素。

4. 应用领域

Meta 分析广泛应用于医学、心理学、教育学等领域。在医学领域，它常用于评估药物疗效和治疗方法的有效性。在心理学领域，它可以帮助综合不同研究的实验结果，揭示心理现象的普遍规律。在教育学领域，Meta 分析可以汇总不同教育干预的效果，为教育政策提供科学依据。

Meta 分析作为一种重要的统计方法，能够帮助我们更全面、更系统地理解已有研究的结果。通过整合多个独立研究的效应量，能够揭示出更为稳定和可靠的效应规律，为决策和实践提供科学支持。然而，在应用 Meta 分析时需注意研究的质量和异质性等因素，以确保得出准确和可靠的结论。结合本书研究的内容，Meta 分析可帮助我们掌握代谢综合征靶向膳食干预方案的预期效果，为进一步针对性的研究提供理论依据。

9.1.2　Meta 分析软件

在医学研究领域，研究者常常面临着海量的文献和研究结果。Meta 分析作为一种集成多个独立研究结果的方法，能够提供更加准确和全面的结论，有助于指导决策、验证假设以及深入理解研究领域的发展。以下将简要介绍 Meta 分析的常用软件，并阐述这些软件的使用方法。

9.1.2.1　Meta 分析常用软件

1. Comprehensive Meta-Analysis(CMA)

Comprehensive Meta-Analysis 软件缩写为 CMA，它是一款功能强大的商业 Meta 分析软件，提供了丰富的功能和灵活的分析选项。它支持多种效应量类型的合并，包括标准化的均值差(SMD)、风险比(RR)、比率的均值差(RD)等。CMA 具有直观的用户界面，适合初学者和专业研究者使用。

2. RevMan

RevMan，全名 Review Manager，是 Cochrane 协作网合作开发的免费软件，主要用于系统评价和 Meta 分析。它具有丰富的分析功能，支持二分类数据和连续数据的合并，能够生成森林图、漏斗图等。RevMan 广泛应用于医学领域，尤其在 Cochrane 系统评价中得到广泛使用，可在 Cochrane 协作网下载。

3. R 软件

R 软件是一款开源的统计计算和图形绘制软件，拥有强大的统计分析能力，也被广泛应用于 Meta 分析研究。在 R 中，可以使用多个包(如 meta、metafor 等)进行 Meta 分析，研究者可以根据自己的需求进行灵活的数据处理和分析。

9.1.2.2　Meta 分析步骤及软件应用

1. 数据检索与收集

首先，收集需要合并的研究数据，包括每个研究的样本量、效应量、标准误差等信息。数据应该具备一定的一致性，以确保 Meta 分析的有效性。

以本研究为例，搜索数据库包括 PubMed、Embase、Cochrane Library 和 CNKI，涵盖十年间发表的相关研究。搜索策略中使用的搜索词及其组合包括2 型糖尿病、脂肪肝和地中海饮食、低碳饮食和生酮饮食、益生元、益生菌。在对标题或摘要进行初步筛选后，两名独立评审员对相关出版物的全文和参考文献列表进行评估，以供最终收录；被引用为参考文献的被认为具有潜在相关性的文章，则被完整地检索和评估。

使用 PICOS 的原则 [P (patient/population)：患者的临床特征；I (intervention or exposure)：关注的处理措施或暴露因素；C (comparison)：对照措施；O (outcome)：关注的结局指标；S (study design)：研究设计方案] 制定检索策略，研究对象为 2 型糖尿病，干预措施为益生菌、益生元、合生元，实验设计为随机对照试验。本书使用的检索式见本章第二节示例。

得到原始文献后，首先通过阅读标题和摘要排除一部分与查找要求无关的文献，然后阅读全文后排除不适合纳入标准、数据不全、数据无法提取的文献。将得到的文献按不同数据类型分类保存，并绘制出文献筛选检索流程图。

2. 数据提取

采用 Excel 表格提取不同文献中相同指标的数据，列表汇总数据，对于单位不统一的数据要统一单位后纳入表格。两名评审员独立使用标准化表格提取并总结以下数据：第一作者、发表年份、研究 ID、研究设计、患者总数、安全分析中的患者人数、药物和治疗方案、生理生化指标，分类汇总，按不同研究相同类型数据进行分析。

3. 质量评价与偏倚风险评价

两名评审员根据原始研究、可能的更新研究和补充材料，对筛选出的研究文献进行系统性评价，使用 Jadad 评分方式进行打分。按照文献的实验方法和实验过程最终给出质量总评分和质量等级，分析评估筛选出文献的整体质量等级。最后绘制出纳入研究的特性与质量评估表，评估纳入分析的研究质量水平高低，确定分析的可信度。

使用《Cochrane 协作手册》所提供的方法，对文章的偏倚风险进行评估并使用 RevMan 软件绘制偏倚风险评价图，从而判别整体研究数据的可靠性。

4. 绘制森林图

森林图是展示 Meta 分析结果的一种方式。森林图显示了各个研究的效应量点估计及其置信区间，以及合并效应量。RevMan 软件提供自动生成森林图的功能。

5. 异质性和敏感性分析

在合并分析后，需要评估研究间的异质性(heterogeneity)。Meta 分析软件通常会计算异质性统计量(如 Cochran's Q 统计量和 I^2 值)，以及相应的显著性检验。如果发现显著的异质性，可以进行敏感性分析，排除一些特定研究，检验合并效应的稳定性。

Meta 分析是一种重要的统计方法，可以为研究者提供全面准确的结论，并揭示研究间的一致性与异质性。在进行 Meta 分析时，选择合适的软件以及正确的分析方法至关重要。本章介绍的 CMA、RevMan 和 R 软件都是常用工具，通过掌握其使用方法，临床医学研究者能够有效分析代谢综合征靶向膳食干预的效果和可信度。接下来将详细说明 Meta 分析在 2 型糖尿病和非酒精性脂肪肝靶向膳食干预效果中的应用。

9.2　2 型糖尿病靶向膳食干预的 Meta 分析和评价

本节通过 Meta 分析，明确益生菌、益生元和合生元在 2 型糖尿病(T2DM)的治疗中是否有着积极效果。

9.2.1　软件

文献分类软件使用 Endnote X9。Meta 分析软件使用 Review Manager 5.4 版本。

9.2.2　方法

1. 数据库查找文献

确定 Meta 分析选题方案：系统评价膳食添加益生菌、益生元、合生元对 T2DM 患者血糖、血脂与应激状态的影响。首先，确定需要查找的数据类型，提供关键词：2 型糖尿病、益生菌、益生元、合生元。然后，使用 PICOS 的原则制定检索策略，研究对象为 T2DM，干预措施为益生菌、益生元和合生元，研究设计为随机对照试验类型，使用关键词检索方式，检索 PUBMED、EMBASE、

NCBI、MEDLINE 数据库，得到相关文献，并下载分析。

2. 文献筛选

得到原始文献后，首先通过阅读标题和摘要排除一部分与查找要求无关的文献，然后阅读全文后排除不符合标准、数据不全、数据无法提取的文献。将得到的文献按不同数据类型分类保存，并绘制出文献筛选检索流程图。

3. 系统性评价

对筛选出的研究文献进行系统性评价，首先，使用 Jadad 评分方式进行打分：分别从随机、盲法、失访与退出三个方面打分，总分5分，其中随机最高分2分、盲法最高分2分、失访与退出1分。然后，按照文献的实验方法和实验过程最终给出质量总评分和质量等级，分析评估筛选出文献的整体质量等级。最后，绘制出纳入研究特性与质量评估表。评估纳入分析的研究质量水平高低，确定分析的可信度。

4. 研究系统性风险评估

对筛选出来的文献进行分类风险评估，包括了随机序列生成(选择偏倚)、分配隐藏(选择偏倚)、受试者和研究人员的盲法(实施偏倚)、结果评价的盲法(测量偏倚)、不完整的数据结果(随访偏倚)、选择性报告(报告偏倚)和其他偏倚。使用 RevMan 5.4 软件绘制偏倚风险评价图，其中绿色代表低风险，红色代表高风险，黄色代表风险不明确，最终确定整体系统性风险系数，从而判断整体研究数据的可靠性。

5. 数据提取

经过文献筛选，系统性评价和研究风险评估后，提取不同文献中相同指标的数据，并且汇总数据后列表，对于单位不统一的数据要统一单位后再纳入表格。分别提取空腹血糖(FPG)、糖化血红蛋白(HbA1c)、甘油三酯(TG)、胆固醇(TC)、高密度脂蛋白胆固醇(HDL-C)以及低密度脂蛋白胆固醇(LDL-C)，分类汇总，按不同研究相同类型数据进行分析。

6. Meta 分析评估益生菌、益生元和合生元对 T2DM 患者生理指标的影响

使用 RevMan 5.4 软件导入从以上步骤提取的 FPG 数据，根据数据间关系确定对应的效应模型，生成益生菌、益生元和合生元制剂对 T2DM 患者 FPG 影响的森林图。根据数据 I^2 的数值确定数据效应模型，当 $I^2>50\%$ 时，选择随机效应

模型；当统计学异质性不显著，即 $I^2 \leq 50\%$ 时，选择固定效应模型。按相应的数据效应模型分析结果确定是否具有统计学结果，从而确定益生菌、益生元、合生元制剂组能否降低 T2DM 患者 FPG 水平。同理，对 HbA1c、TG、TC、HDL-C 和 LDL-C 进行分析。

7. 发表偏倚分析

使用 RevMan 5.4 软件，分别对 FPG、HbA1c、TC、TG、HDL-C、LDL-C 文献纳入的研究数据绘制漏斗图，分析偏倚情况。

9.2.3　结果与分析

9.2.3.1　数据库查找文献结果

数据检索筛选遵循 PICOS 原则，根据 PIS 检索确定搜索条件，采用自由词组合检索方式，检索条件及步骤如下：

1. 研究对象（P）

研究对象为 2 型糖尿病（Diabetes Mellitus，Type 2）

自由词包括：

- Diabetes Mellitus，Noninsulin-Dependent
- Diabetes Mellitus，Ketosis-Resistant
- Diabetes Mellitus，Ketosis Resistant
- Ketosis-Resistant Diabetes Mellitus
- Diabetes Mellitus，Non Insulin Dependent
- Diabetes Mellitus，Non-Insulin-Dependent
- Non-Insulin-Dependent Diabetes Mellitus
- Diabetes Mellitus，Stable
- Stable Diabetes Mellitus
- Diabetes Mellitus，Type Ⅱ
- NIDDM
- Diabetes Mellitus，Noninsulin Dependent

- Diabetes Mellitus, Maturity-Onset

- Diabetes Mellitus, Maturity Onset

- Maturity-Onset Diabetes Mellitus

- Maturity Onset Diabetes Mellitus

- MODY

- Diabetes Mellitus, Slow-Onset

- Diabetes Mellitus, Slow Onset

- Slow-Onset Diabetes Mellitus

- Type 2 Diabetes Mellitus

- Noninsulin-Dependent Diabetes Mellitus

- Noninsulin Dependent Diabetes Mellitus

- Maturity-Onset Diabetes

- Diabetes, Maturity-Onset

- Maturity Onset Diabetes

- Type 2 Diabetes

- Diabetes, Type 2

- Diabetes Mellitus, Adult-Onset

- Adult-Onset Diabetes Mellitus

- Diabetes Mellitus, Adult Onset

2. 干预措施（Ⅰ）

干预措施为合生元（synbiotics）and 益生元（Prebiotics）and 益生菌（Probiotics）。

自由词：

- Symbiotic

- Prebiotic

- Probiotic

3. 研究方法（S）

研究方法为随机对照（Randomized Controlled Trials as Topic）。

自由词：Randomized Controlled Trial

4. 检索式

确定搜索条件后，按以下检索格式进行检索：

("diabetes mellitus, type 2" [MeSH Terms] OR "diabetes mellitus noninsulin dependent" [Title/Abstract] OR (("diabetes mellitus" [MeSH Terms] OR ("Diabetes" [All Fields] AND "Mellitus" [All Fields]) OR "diabetes mellitus" [All Fields]) AND "Ketosis-Resistant" [Title/Abstract]) OR (("diabetes mellitus" [MeSH Terms] OR ("Diabetes" [All Fields] AND "Mellitus" [All Fields]) OR "diabetes mellitus" [All Fields]) AND "Ketosis-Resistant" [Title/Abstract]) OR "ketosis resistant diabetes mtle/Abstract] OR "non insulin dependellitus" [Title/Abstract] OR "diabetes mellitus non insulin dependent" [Title/Abstract] OR "diabetes mellitus non insulin dependent" [Tient diabetes mellitus" [Title/Abstract] OR "diabetes mellitus stable" [Title/Abstract] OR "stable diabetes mellitus" [Title/Abstract] OR "diabetes mellitus type ii" [Title/Abstract] OR "NIDDM" [Title/Abstract] OR "diabetes mellitus noninsulin dependent" [Title/Abstract] OR "diabetes mellitus maturity onset" [Title/Abstract] OR "diabetes mellitus maturity onset" [Title/Abstract] OR "maturity onset diabetes mellitus" [Title/Abstract] OR "maturity onset diabetes mellitus" [Title/Abstract] OR "MODY" [Title/Abstract] OR "diabetes mellitus slow onset" [Title/Abstract] OR "diabetes mellitus slow onset" [Title/Abstract] OR ("Slow-Onset" [All Fields] AND "diabetes mellitus" [Title/Abstract]) OR "type 2 diabetes mellitus" [Title/Abstract] OR "noninsulin dependent diabetes mellitus" [Title/Abstract] OR "noninsulin dependent diabetes mellitus" [Title/Abstract] OR "maturity onset diabetes" [Title/Abstract] OR "diabetes maturity onset" [Title/Abstract] OR "maturity onset diabetes" [Title/Abstract] OR "type 2 diabetes" [Title/Abstract] OR "diabetes type 2" [Title/Abstract] OR "diabetes mellitus adult onset" [Title/Abstract] OR "adult onset diabetes mellitus" [Title/Abstract] OR "diabetes mellitus adult onset" [Title/Abstract]) AND (("Probiotics" [Mesh]) OR ("Prebiotics" [Mesh])) OR ("Synbiotics" [Mesh]) AND ("Randomized Controlled Trials as Topic" [MeSH Terms] OR "randomized controlled trial"〔Publication Type〕)

检索完毕后将文章导入 Endnote X9 进行分析,根据 C 和 O 原则进行筛选,确定所需要的文献。

9.2.3.2　文献筛选结果

检索 PUBMED、EMBASE、NCBI、MEDLINE 数据库,原始检索共得到 398 篇文献,经过初筛排除 353 篇文献,阅读全文后,再次排除 13 篇文献,最终纳入文献 32 篇,具体筛选结果及流程如图 9-1 所示。

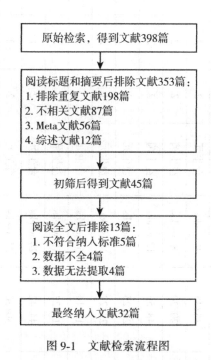

图 9-1　文献检索流程图

9.2.3.3　系统性评价结果

最终纳入的 32 项研究,干预措施分为益生菌、益生元、合生元三种类型。对该 32 项研究进行系统性评价,并根据 Jadad 打分原则进行打分,见表 9-1。

表 9-1　纳入研究特征与质量评估

研究	例数（干预/对照）	干预时间	干预措施	随机	盲法	失访与退出	质量总评分	质量等级
					Jadad 评分			
Asemi 2014	31/31	6 weeks	合生元	2	2	1	5	高
Asemi 2016	50/49	6 weeks	合生元	2	2	1	5	高
Bayat 2016	20/20	8 weeks	合生元	2	1	1	4	高
Ebrahimi 2017	35/35	9 weeks	合生元	2	2	1	5	高
Feizollahzadeh 2017	20/20	8 weeks	益生菌	2	2	1	5	高
Firouzi 2017	48/53	12 weeks	合生元	2	2	1	5	高
Gargari 2013	24/25	2 months	益生菌	2	1	1	4	高
Gonai 2017	28/27	4 weeks	益生菌	1	2	1	4	高
Horvath 2019	12/14	6 months	合生元	2	2	1	5	高
Hove 2015	18/23	12 weeks	益生菌	2	2	1	5	高
Kanazawa 2021	44/42	24 weeks	合生元	2	1	1	4	高
Kassaian 2018	30/30	24 weeks	合生元	2	2	1	5	高
Khalili 2019	20/20	8 weeks	益生菌	2	1	1	4	高
Kobyliak 2018	31/22	8 weeks	益生菌	2	2	1	5	高
Madempudi 2019	40/39	12 weeks	合生元	2	2	1	5	高
Mafi 2018	30/30	12 weeks	益生菌	2	2	1	5	高
Mirmiranpour 2019	30/27	3 months	合生元	2	2	1	5	高

续表

研究	例数（干预/对照）	干预时间	干预措施	Jadad 评分			质量总评分	质量等级
				随机	盲法	失访与退出		
Moroti 2012	10/10	30 days	益生菌	2	2	1	5	高
Pedersen 2016	14/15	12 weeks	益生元	2	2	1	5	高
Raygan 2018	30/30	12 weeks	益生菌	2	2	1	5	高
Razmpoosh 2019	30/30	6 weeks	合生元	2	2	1	5	高
Roshanravan 2017	14/15	45 days	益生元	2	2	1	5	高
Sabico 2019	31/30	12 weeks	益生菌	2	2	1	5	高
Sanborn 2020	51/42	3 months	益生菌	2	2	1	5	高
Sato 2017	34/34	16 weeks	益生菌	2	1	1	4	高
Scorletti 2020	45/44	8 weeks	合生元	2	2	1	5	高
Shakeri 2014	26/26	8 weeks	合生元	2	2	1	5	高
Tajadadi-Ebrahimi 2014	27/27	8 weeks	合生元	2	2	1	5	高
Tajadadi-Ebrahimi 2016	30/30	12 weeks	合生元	2	2	1	5	高
Tonucci 2017	23/22	6 weeks	益生菌	2	2	1	5	高
Xu 2015	44/41	12 weeks	益生元	2	2	1	5	高
Zara Javid 2020	22/22	8 weeks	合生元	1	2	1	4	高

通过研究特性与质量评估，该 32 项实验质量总评分均为 5 分或 4 分，研究质量等级高，均符合纳入标准。

9.2.3.4　研究系统性风险评估

对 32 项研究进行系统性风险评估，结果见图 9-2，随机序列生成（选择偏倚）、分配隐藏（选择偏倚）、受试者和研究人员的盲法（实施偏倚）、结果评价的盲法（测量偏倚）、不完整的数据结果（随访偏倚）、选择性报告（报告偏倚）和其他偏倚均符合正常范围（见图 9-2），确定总体风险小，可以提取数据进行 Meta 分析。

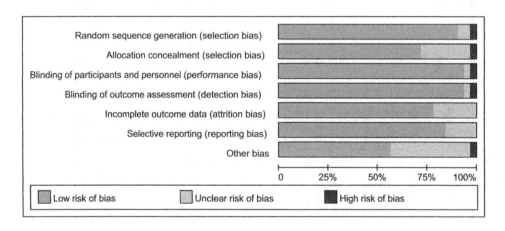

图 9-2　32 项研究系统性风险评估

9.2.3.5　数据提取结果

对纳入 32 项不同研究展开分析，共纳入 1870 例 T2DM 患者，其中干预组 943 名，对照组 927 名，疗程 6 周~24 周。疗效评价指标包括空腹血糖（FPG）、糖化血红蛋白（HbA1c）、甘油三酯（TG）、胆固醇（TC）、高密度脂蛋白胆固醇（HDL-C）以及低密度脂蛋白胆固醇（LDL-C）。将 32 项实验研究中的 FGP、HbA1c、TG、TC、HDL-C、LDL-C 相关数据分别提取整理，并统一单位，各类指标数据如下（表 9-2 至表 9-7）。

表 9-2　各项研究中筛选出 FGP 的数据(mg/dl)

研究	实验组			对照组		
	平均数	标准差	人数	平均数	标准差	人数
Asemi 2014	170. 1	70. 2	31	172. 44	64. 8	31
Asemi 2016	135. 82	38. 63	51	146. 34	55. 8	51
Bayat 2016	114. 84	21. 6	20	165. 42	41. 4	20
Ebrahimi 2017	131. 94	37. 8	35	130. 14	28. 8	35
Feizollahzadeh 2017	131. 94	70. 2	20	134. 82	77. 4	20
Firouzi 2017	129. 78	21. 6	48	147. 78	41. 4	53
Gargari 2013	146. 52	19. 8	24	155. 88	14. 4	25
Gonai 2017	138. 24	30. 6	28	138. 06	34. 2	27
Horvath 2019	187. 74	82. 8	12	162. 9	54	14
Hove 2015	142. 38	34. 2	18	178. 38	61. 2	23
Kanazawa 2021	146. 7	41. 1	44	135. 2	29. 9	42
Kassaian 2018	129. 7	40. 5	30	144. 5	72. 3	30
Khalili 2019	135. 72	43. 2	20	150. 48	36	20
Kobyliak 2018	149. 58	45	31	160. 56	41. 4	22
Madempudi 2019	126. 18	27	40	147. 78	52. 2	39
Mafi 2018	123. 3	30. 6	30	132. 48	30. 6	30
Mirmiranpour 2019	147. 78	3. 6	30	177. 12	23. 4	27
Moroti 2012	116. 64	18	10	110. 52	30. 6	10
Pedersen 2016	122. 22	27	14	116. 82	19. 8	15
Raygan 2018	114. 84	46. 8	30	124. 38	34. 2	30
Razmpoosh 2019	131. 58	30. 6	30	145. 98	34. 2	30
Roshanravan 2017	158. 76	43. 2	14	130. 68	23. 4	15
Sabico 2019	129. 42	50. 4	31	145. 62	59. 4	30
Sanborn 2020	96. 48	10. 8	51	100. 26	16. 2	42
Sato 2017	133. 02	21. 6	34	136. 98	32. 4	34
Scorletti 2020	111. 6	45	45	109. 8	39. 6	44

续表

研究	实验组			对照组		
	平均数	标准差	人数	平均数	标准差	人数
Shakeri 2014	127.1	39.7	26	168.4	86.1	26
Tajadadi-Ebrahimi 2014	131.6	35.2	27	170.1	71.6	27
Tajadadi-Ebrahimi 2016	129.7	40.5	30	144.5	72.3	30
Tonucci 2017	151.38	43.2	23	135.72	45	22
Xu 2015	135.9	23.4	44	157.32	37.8	41
Zara Javid 2020	163.44	75.6	22	171.54	73.8	22

表 9-3　各项研究中筛选出 HbA1c 的数据（mmol/mol）

研究	实验组			对照组		
	平均数	标准差	人数	平均数	标准差	人数
Firouzi 2017	56.5	15.3	48	56.4	18.6	53
Gargari 2013	60.6	7.5	24	67.2	11.9	25
Horvath 2019	67.2	47	12	63.9	24	14
Hove 2015	54.1	6.6	18	60.6	9.8	23
Kanazawa 2021	60	10	44	57	9	42
Kassaian 2018	37	5	30	40	5	28
Madempudi 2019	60.6	8.6	40	67.2	14.8	39
Mafi 2018	50.8	4.4	30	51.9	3.3	30
Mirmiranpour 2019	60.2	12.1	30	69.2	6.4	27
Pedersen 2016	53	12.2	14	48.6	7.9	15
Sanborn 2020	37.9	3.7	51	39.3	6.1	42
Sato 2017	54.1	7.7	34	51.9	5.5	34
Scorletti 2020	41	19.5	45	41.5	17.2	44
Xu 2015	56.9	8.6	44	60.5	12.7	41

表 9-4 各项研究中筛选出 TG 的数据(mmol/L)

研究	实验组			对照组		
	平均数	标准差	人数	平均数	标准差	人数
Asemi 2014	2.07	1.1	31	2.15	1.3	31
Asemi 2016	1.71	0.9	50	1.86	0.9	49
Bayat 2016	1.44	0.4	20	2.34	1	20
Ebrahimi 2017	1.47	0.7	35	1.43	0.7	35
Feizollahzadeh 2017	3.23	1.5	20	3.05	1.6	20
Firouzi 2017	1.25	0.4	48	1.24	0.4	53
Gonai 2017	2.52	3.5	28	1.56	0.9	27
Hove 2015	1.41	1	18	1.81	1.1	23
Kanazawa 2021	2.09	1.53	44	2.44	3.07	42
Madempudi 2019	1.71	0.7	40	1.92	1	39
Mafi 2018	1.87	0.8	30	2.21	0.9	30
Moroti 2012	2.25	0.6	10	2.24	0.8	10
Pedersen 2016	1.02	0.5	14	0.97	0.3	15
Raygan 2018	1.55	0.7	30	1.74	0.7	30
Razmpoosh 2019	1.53	0.7	30	1.57	0.5	30
Roshanravan 2017	1.84	0.5	14	1.83	0.7	15
Sabico 2019	1.31	0.6	31	2.11	1.6	30
Sato 2017	1.21	0.5	34	1.38	1.2	34
Scorletti 2020	1.6	1.2	45	1.7	0.6	44
Shakeri 2014	1.57	0.7	26	2.01	1	26
Tajadadi-Ebrahimi 2016	1.74	0.7	30	1.71	0.8	30
Tonucci 2017	1.68	0.6	23	1.99	0.9	22
Xu 2015	2.02	0.8	44	1.74	1.5	41
Zara Javid 2020	0.88	0.6	22	0.85	0.2	22

表 9-5　各项研究中筛选出 TC 的数据(mmol/L)

研究	实验组			对照组		
	平均数	标准差	人数	平均数	标准差	人数
Asemi 2014	4.75	1.1	31	4.75	1.4	31
Asemi 2016	4.18	1.1	50	4.15	0.8	49
Bayat 2016	3.89	1.1	20	4.91	1.2	20
Ebrahimi 2017	3.75	0.8	35	3.86	1.1	35
Firouzi 2017	4.71	0.9	48	4.57	0.8	53
Hove 2015	3.91	1	18	4.11	1.1	23
Kanazawa 2021	4.9	0.82	44	5.03	1.18	42
Madempudi 2019	4.33	1	40	4.53	0.7	39
Mafi 2018	3.42	0.8	30	3.92	0.8	30
Moroti 2012	4.41	0.8	10	4.96	0.9	10
Pedersen 2016	3.34	0.6	14	3.66	0.8	15
Raygan 2018	3.73	0.9	30	3.81	0.9	30
Razmpoosh 2019	7.31	1.7	30	8.11	1.9	30
Roshanravan 2017	8.82	2.4	14	7.26	1.3	15
Sabico 2019	7.19	2.8	31	8.09	3.3	30
Sato 2017	7.39	1.2	34	7.61	1.8	34
Scorletti 2020	4.96	1.2	45	4.7	1.1	44
Shakeri 2014	7.05	2.2	26	9.35	4.8	26
Tajadadi-Ebrahimi 2016	7.21	2.2	30	8.02	4	30
Tonucci 2017	8.41	2.4	23	7.54	2.5	22
Xu 2015	7.55	1.3	44	8.74	2.1	41
Zara Javid 2020	9.08	4.2	22	9.53	4.1	22

表 9-6 各项研究中筛选出 HDL-C 的数据(mmol/L)

研究	实验组			对照组		
	平均数	标准差	人数	平均数	标准差	人数
Asemi 2014	1.21	0.3	31	1.25	0.3	31
Asemi 2016	1.12	0.3	50	1.11	0.2	49
Bayat 2016	1.33	0.3	20	1.04	0.3	20
Ebrahimi 2017	1.21	0.3	35	1.18	0.3	35
Feizollahzadeh 2017	1.31	1.2	20	1.27	1.2	20
Firouzi 2017	1.31	0.3	48	1.27	0.3	53
Gonai 2017	1.39	0.4	28	1.34	0.4	27
Hove 2015	1.11	0.3	18	1.11	0.3	23
Kanazawa 2021	1.31	0.24	44	1.28	0.23	42
Madempudi 2019	1.35	0.2	40	1.26	0.2	39
Mafi 2018	0.88	0.2	30	0.84	0.1	30
Pedersen 2016	1.09	0.3	14	1.09	0.3	15
Raygan 2018	1.12	0.2	30	1.11	0.2	30
Razmpoosh 2019	1.21	0.3	30	1.15	0.2	30
Roshanravan 2017	1.18	0.3	14	1.03	0.2	15
Sabico 2019	1.31	0.4	31	0.98	0.4	30
Sato 2017	1.41	0.4	34	1.46	0.4	34
Scorletti 2020	1.21	0.2	45	1.2	0.2	44
Shakeri 2014	1.08	0.2	26	1.11	0.2	26
Tajadadi-Ebrahimi 2016	1.24	0.2	30	1.16	0.1	30
Tonucci2017	1.53	0.3	23	1.53	0.3	22
Xu 2015	1.31	0.2	44	1.45	0.3	41
Zara Javid 2020	1.45	0.2	22	1.33	0.2	22

表 9-7 各项研究中筛选出 LDL-C 的数据(mmol/L)

研究	实验组			对照组		
	平均数	标准差	人数	平均数	标准差	人数
Asemi 2014	2.61	0.8	31	2.51	1	31
Asemi 2016	2.28	0.9	50	2.19	0.7	49
Bayat 2016	2.38	0.8	20	2.76	0.8	20
Ebrahimi 2017	1.98	0.5	35	2.04	0.6	35
Feizollahzadeh 2017	3.91	2	20	4.48	1.6	20
Firouzi 2017	2.66	0.8	48	2.56	0.7	53
Gonai 2017	3.05	0.9	28	2.47	0.6	27
Hove 2015	2.01	0.8	18	1.91	0.8	23
Madempudi 2019	2.31	0.7	40	2.32	0.8	39
Mafi 2018	1.68	0.7	30	2.06	0.8	30
Pedersen 2016	1.77	0.6	14	2.11	0.6	15
Raygan 2018	1.91	0.7	30	1.91	0.6	30
Razmpoosh 2019	1.95	0.6	30	2.02	0.7	30
Roshanravan 2017	2.55	0.9	14	2.52	0.6	15
Sabico 2019	2.71	1	31	2.81	1	30
Scorletti 2020	2.6	0.8	45	2.2	0.9	44
Tajadadi-Ebrahimi 2016	1.83	0.6	30	1.89	0.6	30
Tonucci 2017	2.11	0.8	23	2.61	1.1	22
Xu 2015	3.52	0.8	44	3.78	0.9	41
Zara Javid 2020	2.12	0.4	22	2.05	0.5	22

9.2.3.6 Meta 分析评估靶向膳食干预对 T2 DM 代谢指标的影响

使用 RvMan 5.4 软件进行 Meta 分析,评价益生菌、益生元和合生元制剂对

T2DM 代谢指标的影响，综合各项研究的数据之后，使用 MD 进行评估。

依据表 9-2，提取 32 项随机对照试验数据评价靶向膳食干预对 FPG 的影响。I^2 大于 50%，使用随机效应模型，差异具有统计学意义（$P = 0.0003$，见图 9-3）。结论：益生菌、益生元、合生元制剂组能够显著降低 T2DM 患者空腹血糖（FPG）水平。

依据表 9-3，提取 14 项随机对照试验数据评价靶向膳食干预对 HbAlc 的影响。I^2 大于 50%，使用随机效应模型，差异具有统计学意义（$P = 0.02$，见图 9-4）。结论：益生菌、益生元、合生元能够降低 T2DM 患者糖化血红蛋白（HbA1c）水平。

依据表 9-4，提取 24 项随机对照试验数据评价靶向膳食干预对 TG 的影响。I^2 为 28%，使用固定效应模型，差异具有统计学意义（$P = 0.02$，见图 9-5）。结论：益生菌、益生元、合生元能够降低 T2DM 患者甘油三酯（TG）水平。

依据表 9-5，提取 22 项随机对照试验数据评价靶向膳食干预对 TC 的影响。I^2 为 47%，使用固定效应模型，差异具有统计学意义（$P = 0.005$，见图 9-6）。结论：益生菌、益生元、合生元能够显著降低 T2DM 患者胆固醇（TC）水平。

依据表 9-6，提取 20 项随机对照试验数据评价靶向膳食干预对 LDL-C 的影响。I^2 为 39%，使用固定效应模型，差异具有统计学意义（$P = 0.004$，见图 9-7）。结论：益生菌、益生元、合生元能够显著提升 T2DM 患者高密度脂蛋白胆固醇（HDL-C）水平。

依据表 9-7，提取 20 项随机对照试验数据评价靶向膳食干预对 LDL-C 的影响。I^2 为 35%，使用固定效应模型，差异无统计学意义（$P = 0.77$，见图 9-8）。结论：益生菌、益生元、合生元对 T2DM 患者低密度脂蛋白胆固醇（LDL-C）水平无显著影响。

9.2.3.7　发表偏倚

根据以上汇总的各项实验相关数据，使用 RevMan 5.4 软件对 FPG、HbA1c、TG、TC、HDL-C、LDL-C 各项数据分别绘制漏斗图。结果显示，各项数据散点图对称性均较好，不存在明显的发表偏倚，见图 9-9。

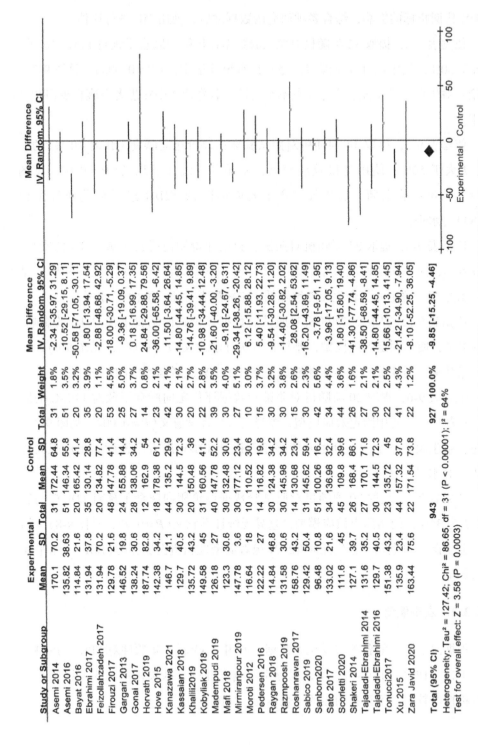

Study or Subgroup	Experimental Mean	SD	Total	Control Mean	SD	Total	Weight	Mean Difference IV, Random, 95% CI
Asemi 2014	170.1	70.2	31	172.44	64.8	31	1.8%	-2.34 [-35.97, 31.29]
Asemi 2016	135.82	38.63	51	146.34	55.8	51	3.5%	-10.52 [-29.15, 8.11]
Bayat 2016	114.84	21.6	20	165.42	41.4	20	3.2%	-50.58 [-71.05, -30.11]
Ebrahimi 2017	131.94	37.8	35	130.14	28.8	35	3.9%	1.80 [-13.94, 17.54]
Feizollahzadeh 2017	131.94	70.2	20	134.82	77.4	20	1.1%	-2.88 [-48.68, 42.92]
Firouzi 2017	129.78	21.6	48	147.78	41.4	53	4.5%	-18.00 [-30.71, -5.29]
Gargari 2013	146.52	19.8	24	155.88	14.4	25	5.0%	-9.36 [-19.09, 0.37]
Gonal 2017	138.24	30.6	28	138.06	34.2	27	3.7%	0.18 [-16.99, 17.35]
Horvath 2019	187.74	82.8	12	162.9	54	14	0.8%	24.84 [-29.88, 79.56]
Hove 2015	142.38	34.2	18	178.38	61.2	23	2.1%	-36.00 [-65.58, -6.42]
Kanazawa 2021	146.7	41.1	44	135.2	29.9	42	4.1%	11.50 [-3.64, 26.64]
Kassaian 2018	129.7	40.5	30	144.5	72.3	20	2.1%	-14.80 [-44.45, 14.85]
Khalili2019	135.72	43.2	20	150.48	36	20	2.7%	-14.76 [-39.41, 9.89]
Kobyliak 2018	149.58	45	31	160.56	41.4	22	2.8%	-10.98 [-34.44, 12.48]
Madempudi 2019	126.18	27	40	147.78	52.2	39	3.5%	-21.60 [-40.00, -3.20]
Mafi 2018	123.3	30.6	30	132.48	30.6	30	4.0%	-9.18 [-24.67, 6.31]
Mirmiranpour 2019	147.78	3.6	30	177.12	23.4	27	5.1%	-29.34 [-38.26, -20.42]
Moroti 2012	116.64	18	10	110.52	30.6	10	3.0%	6.12 [-15.88, 28.12]
Pedersen 2016	122.22	27	14	116.82	19.8	15	3.7%	5.40 [-11.93, 22.73]
Raygan 2018	114.84	46.8	30	124.38	34.2	30	3.2%	-9.54 [-30.28, 11.20]
Razmpoosh 2019	131.58	30.6	14	145.98	34.2	30	3.8%	-14.40 [-30.82, 2.02]
Roshanravan 2017	158.76	43.2	14	130.68	23.4	15	2.6%	28.08 [2.54, 53.62]
Sabico 2019	129.42	50.4	31	145.62	59.4	30	2.3%	-16.20 [-43.89, 11.49]
Sanbom2020	96.48	10.8	51	100.26	16.2	42	5.6%	-3.78 [-9.51, 1.95]
Sato 2017	133.02	21.6	34	136.98	32.4	34	4.4%	-3.96 [-17.05, 9.13]
Scorletti 2020	111.6	45	45	109.8	39.6	44	3.6%	1.80 [-15.80, 19.40]
Shakeri 2014	127.1	39.7	26	168.4	86.1	26	1.6%	-41.30 [-77.74, -4.86]
Tajadadi-Ebrahimi 2014	131.6	35.2	27	170.1	71.6	27	2.1%	-38.50 [-68.59, -8.41]
Tajadadi-Ebrahimi 2016	129.7	40.5	30	144.5	72.3	30	2.1%	-14.80 [-44.45, 14.85]
Tonucci2017	151.38	43.2	23	135.72	45	22	2.5%	15.66 [-10.13, 41.45]
Xu 2015	135.9	23.4	44	157.32	37.8	41	4.3%	-21.42 [-34.90, -7.94]
Zara Javid 2020	163.44	75.6	22	171.54	73.8	22	1.2%	-8.10 [-52.25, 36.05]
Total (95% CI)			943			927	100.0%	-9.85 [-15.25, -4.46]

Heterogeneity: Tau² = 127.42; Chi² = 86.65, df = 31 (P < 0.00001); I² = 64%
Test for overall effect: Z = 3.58 (P = 0.0003)

图9-3　益生菌、益生元和合生元显著降低T2DM患者空腹血糖（FPG）水平

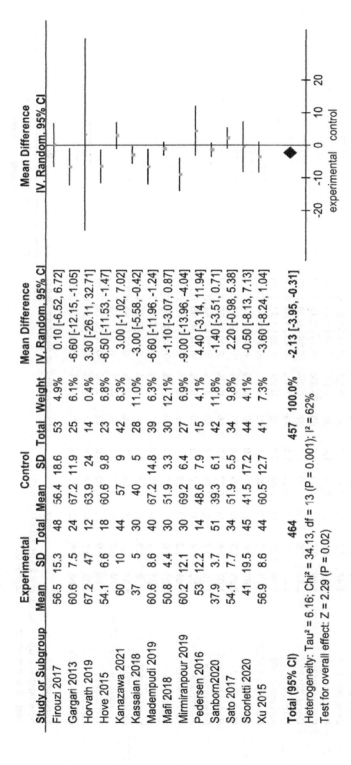

Study or Subgroup	Experimental Mean	SD	Total	Control Mean	SD	Total	Weight	Mean Difference IV, Random, 95% CI
Firouzi 2017	56.5	15.3	48	56.4	18.6	53	4.9%	0.10 [-6.52, 6.72]
Gargari 2013	60.6	7.5	24	67.2	11.9	25	6.1%	-6.60 [-12.15, -1.05]
Horvath 2019	67.2	47	12	63.9	24	14	0.4%	3.30 [-26.11, 32.71]
Hove 2015	54.1	6.6	18	60.6	9.8	23	6.8%	-6.50 [-11.53, -1.47]
Kanazawa 2021	60	10	44	57	9	42	8.3%	3.00 [-1.02, 7.02]
Kassaian 2018	37	5	30	40	5	28	11.0%	-3.00 [-5.58, -0.42]
Madempudi 2019	60.6	8.6	40	67.2	14.8	39	6.3%	-6.60 [-11.96, -1.24]
Mafi 2018	50.8	4.4	30	51.9	3.3	30	12.1%	-1.10 [-3.07, 0.87]
Mirmiranpour 2019	60.2	12.1	30	69.2	6.4	27	6.9%	-9.00 [-13.96, -4.04]
Pedersen 2016	53	12.2	14	48.6	7.9	15	4.1%	4.40 [-3.14, 11.94]
Sanborn2020	37.9	3.7	51	39.3	6.1	42	11.8%	-1.40 [-3.51, 0.71]
Sato 2017	54.1	7.7	34	51.9	5.5	34	9.8%	2.20 [-0.98, 5.38]
Scorletti 2020	41	19.5	45	41.5	17.2	44	4.1%	-0.50 [-8.13, 7.13]
Xu 2015	56.9	8.6	44	60.5	12.7	41	7.3%	-3.60 [-8.24, 1.04]
Total (95% CI)			464			457	100.0%	-2.13 [-3.95, -0.31]

Heterogeneity: Tau² = 6.16; Chi² = 34.13, df = 13 (P = 0.001); I² = 62%
Test for overall effect: Z = 2.29 (P = 0.02)

图9-4　益生菌、益生元和合生元降低T2DM患者糖化血红蛋白（HbA1c）水平

161

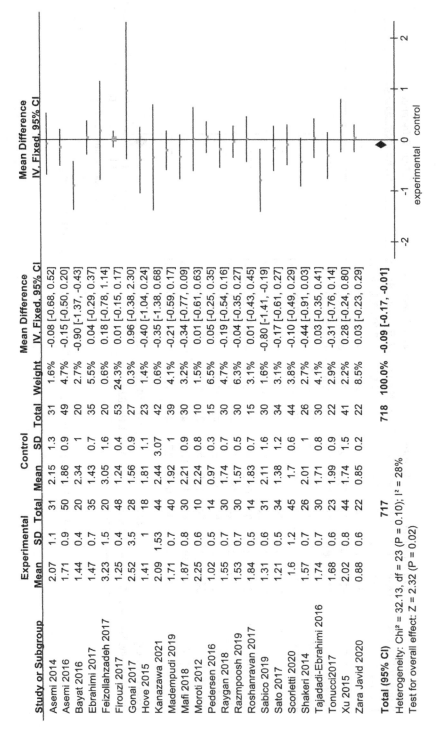

Study or Subgroup	Experimental			Control				Mean Difference	Mean Difference
	Mean	SD	Total	Mean	SD	Total	Weight	IV, Fixed, 95% CI	IV, Fixed, 95% CI
Asemi 2014	2.07	1.1	31	2.15	1.3	31	1.6%	-0.08 [-0.68, 0.52]	
Asemi 2016	1.71	0.9	50	1.86	0.9	49	4.7%	-0.15 [-0.50, 0.20]	
Bayat 2016	1.44	0.4	20	2.34	1	20	2.7%	-0.90 [-1.37, -0.43]	
Ebrahimi 2017	1.47	0.7	35	1.43	0.7	35	5.5%	0.04 [-0.29, 0.37]	
Feizollahzadeh 2017	3.23	1.5	20	3.05	1.6	20	0.6%	0.18 [-0.78, 1.14]	
Firouzi 2017	1.25	0.4	48	1.24	0.4	53	24.3%	0.01 [-0.15, 0.17]	
Gonai 2017	2.52	3.5	28	1.56	0.9	27	0.3%	0.96 [-0.38, 2.30]	
Hove 2015	1.41	1	18	1.81	1.1	23	1.4%	-0.40 [-1.04, 0.24]	
Kanazawa 2021	2.09	1.53	44	2.44	3.07	42	0.6%	-0.35 [-1.38, 0.68]	
Madempudi 2019	1.71	0.7	40	1.92	1	39	4.1%	-0.21 [-0.59, 0.17]	
Mafi 2018	1.87	0.8	30	2.21	0.9	30	3.2%	-0.34 [-0.77, 0.09]	
Moroti 2012	2.25	0.6	10	2.24	0.8	10	1.5%	0.01 [-0.61, 0.63]	
Pedersen 2016	1.02	0.5	14	0.97	0.3	15	6.5%	0.05 [-0.25, 0.35]	
Raygan 2018	1.55	0.7	30	1.74	0.7	30	4.7%	-0.19 [-0.54, 0.16]	
Razmpoosh 2019	1.53	0.7	30	1.57	0.5	30	6.3%	-0.04 [-0.35, 0.27]	
Roshanravan 2017	1.84	0.5	14	1.83	0.7	15	3.1%	0.01 [-0.43, 0.45]	
Sabico 2019	1.31	0.6	31	2.11	1.6	30	1.6%	-0.80 [-1.41, -0.19]	
Sato 2017	1.21	0.5	34	1.38	1.2	34	3.1%	-0.17 [-0.61, 0.27]	
Scorletti 2020	1.6	1.2	45	1.7	0.6	44	3.8%	-0.10 [-0.49, 0.29]	
Shakeri 2014	1.57	0.7	26	2.01	1	26	2.7%	-0.44 [-0.91, 0.03]	
Tajadadi-Ebrahimi 2016	1.74	0.7	30	1.71	0.8	30	4.1%	0.03 [-0.35, 0.41]	
Tonucci 2017	1.68	0.6	23	1.99	0.9	22	2.9%	-0.31 [-0.76, 0.14]	
Xu 2015	2.02	0.8	44	1.74	1.5	41	2.2%	0.28 [-0.24, 0.80]	
Zara Javid 2020	0.88	0.6	22	0.85	0.2	22	8.5%	0.03 [-0.23, 0.29]	
Total (95% CI)			717			718	100.0%	-0.09 [-0.17, -0.01]	

Heterogeneity: Chi² = 32.13, df = 23 (P = 0.10); I² = 28%
Test for overall effect: Z = 2.32 (P = 0.02)

图9-5　益生菌、益生元和合生元降低T2DM患者甘油三酯（TG）水平

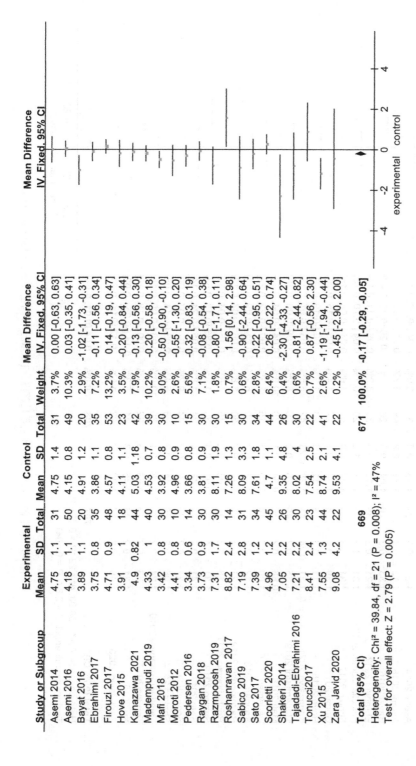

图 9-6　益生元和合生元显著降低 T2DM 患者胆固醇（TC）水平

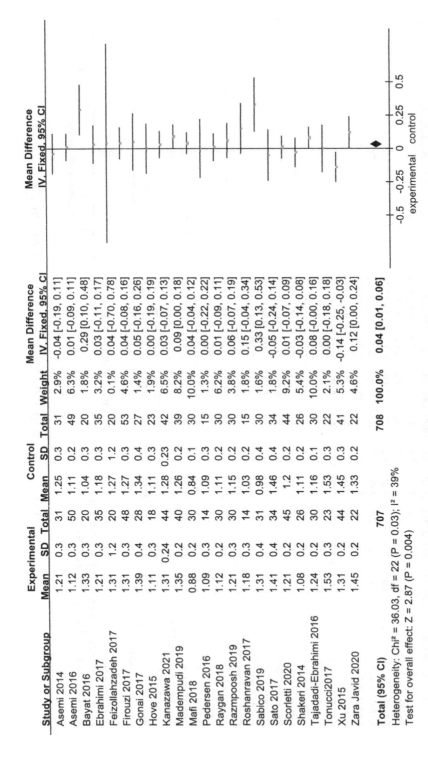

图9-7　益生菌、益生元和合生元显著提升T2DM患者高密度脂蛋白胆固醇（HDL-C）水平

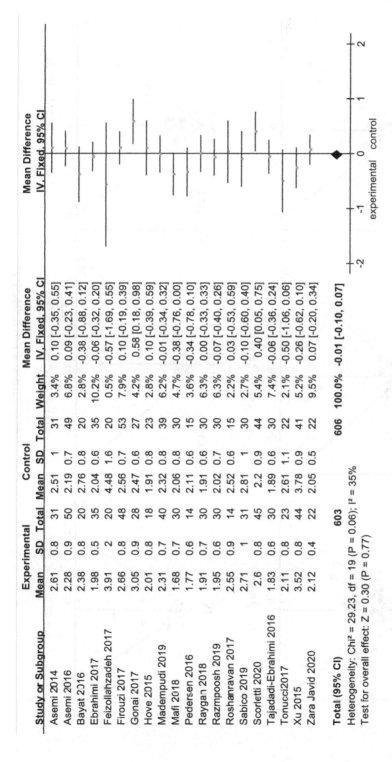

Study or Subgroup	Experimental			Control				Mean Difference	Mean Difference
	Mean	SD	Total	Mean	SD	Total	Weight	IV, Fixed, 95% CI	IV, Fixed, 95% CI
Asemi 2014	2.61	0.8	31	2.51	1	31	3.4%	0.10 [-0.35, 0.55]	
Asemi 2016	2.28	0.9	50	2.19	0.7	49	6.8%	0.09 [-0.23, 0.41]	
Bayat 2016	2.38	0.8	20	2.76	0.8	20	2.8%	-0.38 [-0.88, 0.12]	
Ebrahimi 2017	1.98	0.5	35	2.04	0.6	35	10.2%	-0.06 [-0.32, 0.20]	
Feizollahzadeh 2017	3.91	2	20	4.48	1.6	20	0.5%	-0.57 [-1.69, 0.55]	
Firouzi 2017	2.66	0.8	48	2.56	0.7	53	7.9%	0.10 [-0.19, 0.39]	
Gonai 2017	3.05	0.9	28	2.47	0.6	27	4.2%	0.58 [0.18, 0.98]	
Hove 2015	2.01	0.8	18	1.91	0.8	23	2.8%	0.10 [-0.39, 0.59]	
Madempudi 2019	2.31	0.7	40	2.32	0.8	39	6.2%	-0.01 [-0.34, 0.32]	
Mafi 2018	1.68	0.7	30	2.06	0.8	30	4.7%	-0.38 [-0.76, 0.00]	
Pedersen 2016	1.77	0.6	14	2.11	0.6	15	3.6%	-0.34 [-0.78, 0.10]	
Raygan 2018	1.91	0.7	30	1.91	0.6	30	6.3%	0.00 [-0.33, 0.33]	
Razmpoosh 2019	1.95	0.6	30	2.02	0.7	30	6.3%	-0.07 [-0.40, 0.26]	
Roshanravan 2017	2.55	0.9	14	2.52	0.6	15	2.2%	0.03 [-0.53, 0.59]	
Sabico 2019	2.71	1	31	2.81	1	30	2.7%	-0.10 [-0.60, 0.40]	
Scorletti 2020	2.6	0.8	45	2.2	0.9	44	5.4%	0.40 [0.05, 0.75]	
Tajadadi-Ebrahimi 2016	1.83	0.6	30	1.89	0.6	30	7.4%	-0.06 [-0.36, 0.24]	
Tonucci 2017	2.11	0.8	23	2.61	1.1	22	2.1%	-0.50 [-1.06, 0.06]	
Xu 2015	3.52	0.8	44	3.78	0.9	41	5.2%	-0.26 [-0.62, 0.10]	
Zara Javid 2020	2.12	0.4	22	2.05	0.5	22	9.5%	0.07 [-0.20, 0.34]	
Total (95% CI)			603			606	100.0%	-0.01 [-0.10, 0.07]	
Heterogeneity: Chi² = 29.23, df = 19 (P = 0.06); I² = 35%									
Test for overall effect: Z = 0.30 (P = 0.77)									

图9-8　益生菌、益生元和合生元对T2DM患者低密度脂蛋白胆固醇（LDL-C）水平无显著影响

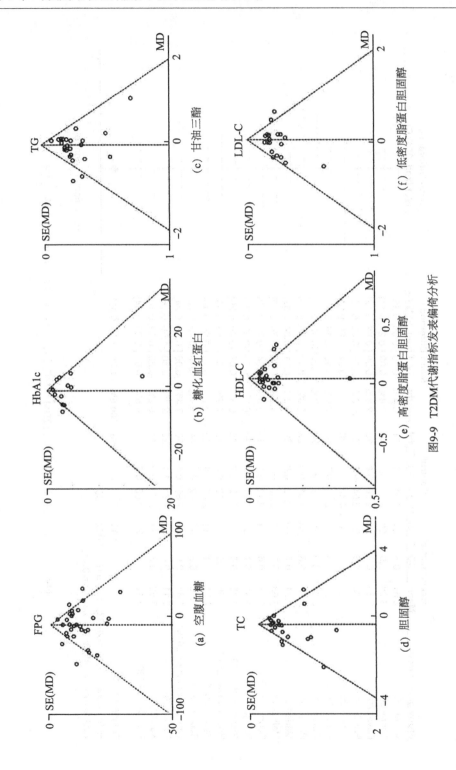

图9-9　T2DM代谢指标发表偏倚分析

9.2.4 靶向膳食干预 T2DM 的评价

目前，使用益生菌、益生元和合生元治疗 T2DM 的研究已成为一个热门方向，但实验结果呈现不同的态势。为了验证益生菌、益生元和合生元治疗 T2DM 患者是否有良好效果，通过分析近年来 32 项具有代表性的研究，涉及 1870 例 T2DM 患者，其中干预组 943 名，对照组 927 名，疗程 6～24 周。疗效评价指标包括空腹血糖（FPG）、糖化血红蛋白（HbA1c）、甘油三酯（TG）、胆固醇（TC）、高密度脂蛋白胆固醇（HDL-C）以及低密度脂蛋白胆固醇（LDL-C）。通过 Meta 分析可发现益生菌、益生元和合生元能有效降低患者 FPG、HbA1c、TG、TC，能有效增加患者 HDL-C，但对患者 LDL-C 水平无明显影响。这说明通过调控肠道菌群丰度，或者补充一些新的菌种，通过不同种类合生元的添加，有望在 T2DM 的治疗中发挥有益的作用。合生元肠道微生态调节机制如今逐步被揭示，肠道有益菌的作用机制探究也越来越深入，这将有效地促进合生元治疗 T2DM 的研究。因此，益生菌、益生元和合生元对于缓解 T2DM 患者的病情具有显著效果。

这些数据表明，益生菌、益生元和合生元对于缓解 2 型糖尿病（T2DM）患者的病情具有一定的效果。

9.3 非酒精性脂肪肝靶向膳食干预的 Meta 分析和评价

本节通过 Meta 分析，明确益生菌、益生元和合生元在非酒精性脂肪肝（NAFLD）的治疗中是否有着积极效果。

研究使用的软件和方法与上一节相同。研究结果详述如下：

9.3.1 结果与分析

9.3.1.1 数据库查找文献结果

数据检索筛选遵循 PICOS 原则，根据 PIS 检索确定搜索条件，采用自由词组合检索方式，检索条件及步骤如下：

1. 研究对象（P）

研究对象为非酒精性脂肪肝（Non-alcoholic fatty liver disease, NAFLD）。

自由词包括：

· Non alcoholic Fatty Liver Disease

· NAFLD

· Nonalcoholic Fatty Liver Disease

· Fatty Liver, Nonalcoholic

· Fatty Livers, Nonalcoholic

· Liver, Nonalcoholic Fatty

· Livers, Nonalcoholic Fatty

· Nonalcoholic Fatty Liver

· Nonalcoholic Fatty Livers

· Nonalcoholic Steatohepatitis

· Nonalcoholic Steatohepatitides

· Steatohepatitides, Nonalcoholic

· Steatohepatitis, Nonalcoholic

2. 干预措施（I）

干预措施为合生元（synbiotics）and 益生元（Prebiotics）and 益生菌（Probiotics）。

自由词：

· Synbiotic

· Prebiotic

· Probiotic

3. 研究方法（S）

研究方法为随机对照（Randomized Controlled Trials as Topic）。

自由词：Randomized Controlled Trial

4. 检索式

确定搜索条件后，按以下检索格式进行检索：

((("Non-alcoholic Fatty Liver Disease"[Mesh]) OR ((((((((((((Non alcoholic Fatty Liver Disease) OR (NAFLD)) OR (Nonalcoholic Fatty Liver Disease)) OR (Fatty Liver, Nonalcoholic)) OR (Fatty Livers, Nonalcoholic)) OR

（Liver，Nonalcoholic Fatty ）） OR （Livers，Nonalcoholic Fatty ）） OR （Nonalcoholic Fatty Liver）） OR （Nonalcoholic Fatty Livers ）） OR （Nonalcoholic Steatohepatitis ）） OR （Nonalcoholic Steatohepatitides ）） OR （Steatohepatitides，Nonalcoholic ）） OR （Steatohepatitis，Nonalcoholic ）） ） AND （（（（"Probiotics"［Mesh］） OR （Probiotic ）） OR （（"Prebiotics"［Mesh］） OR （Prebiotic ）） ） OR （（"Synbiotics"［Mesh］） OR （Synbiotic ）） ） ） AND （randomized controlled trial［pt］OR controlled clinical trial［pt］OR randomized［tiab］OR placebo［tiab］OR clinical trials as topic［mesh：noexp］OR randomly［tiab］OR trial ［ti］） NOT （animals［mh］NOT （humans［mh］AND animals［mh］）） ）

检索完毕后将文章导入 Endnote X9 进行分析，根据 C 和 O 原则进行筛选，确定所需要的文献。

9.3.1.2 文献筛选结果

检索 PubMed、Embase、NCBI、Medline 数据库，原始检索共得到 1093 篇文献，经过初筛排除 1040 篇文献，阅读全文后，再次排除 26 篇文献，最终纳入文献 27 篇，具体筛选流程及结果与上一节类似，参考图 9-1。

9.3.1.3 系统性评价结果

对初步纳入的 27 篇论文研究进行基础资料汇总，见表 9-8。其中有 5 项研究 Jadad 总评分低于 4 分，故而被排除，余下 22 篇可进行后续 Meta 分析，共计 1108 名患者，其中治疗组 571 人，对照组 535 人。

表 9-8 NAFLD 纳入研究的特征与质量评估

作者及年份	研究地点	研究类型	病例数（T/C）	治疗组	对照组	疗程	Jadad 评分
Abdel 2017	埃及	RCT	30（15/15）	嗜酸乳杆菌	空白	1 个月	1
Abhri 2020	伊朗	RCT	46（22/24）	合生元胶囊 1	安慰剂	12 周	7
Aller 2011	西班牙	RCT	28（14/14）	益生菌制剂 1	安慰剂	3 个月	5

续表

作者及年份	研究地点	研究类型	病例数（T/C）	治疗组	对照组	疗程	Jadad 评分
Asgharian 2016	伊朗	RCT	74（38/36）	合生元胶囊 2	安慰剂	8 周	6
Bakhshimog-haddam 2018	伊朗	RCT	68（34/34）	乳双歧杆菌	空白	24 周	3
Behrouz 2017	伊朗	RCT	60（30/30）	益生菌胶囊 1	安慰剂	12 周	5
Behrouz 2020	伊朗	RCT	60（30/30）	益生菌胶囊 1	安慰剂	12 周	5
Bornhof 2019	加拿大	RCT	14（8/6）	低聚果糖	安慰剂	36 周	5
Cai 2020	中国	RCT	140（70/70）	小培菲康	空白	3 个月	1
Chong 2021	英国	RCT	35（19/16）	VSL#3	安慰剂	6 个月	6
Dagan 2017	以色列	RCT	77（38/39）	Bio-25™	安慰剂	6 个月	5
Derosa 2022	意大利	RCT	60（30/30）	VSL#3	安慰剂	3 个月	5
Duseja 2019	印度	RCT	30（17/13）	益生菌胶囊 2	安慰剂	12 个月	7
Ekhlasi 2016	伊朗	RCT	30（15/15）	Protexin	安慰剂	8 周	7
Eslamparast 2014	伊朗	RCT	52（26/26）	Protexin	安慰剂	28 周	6
Ferolla 2016	巴西	RCT	55（27/28）	合生元胶囊 3	空白	3 个月	2
Javadi 2017	伊朗	RCT	42（21/21）	合生元制剂 1	安慰剂	3 个月	6
Kavyani 2021	法国	RCT	36（18/18）	抗性糊精	安慰剂	12 周	7
Kobyliak 2018	乌克兰	RCT	58（30/28）	益生菌制剂 2	安慰剂	8 周	7
Malaguarnera 2012	意大利	RCT	66（34/32）	长双歧杆菌 低聚果糖	安慰剂	24 周	5
Manzhalii 2017	乌克兰	RCT	75（38/37）	合生元胶囊 4	空白	12 周	2
Mohamad 2021	马来西亚	RCT	39（17/22）	MCP BCMC	安慰剂	3 个月	6
Nabavi 2014	伊朗	RCT	72（36/36）	嗜酸乳杆菌 乳双歧杆菌	安慰剂	8 周	6
Sadrkabic 2020	伊朗	RCT	61（33/28）	GeriLact	安慰剂	2 个月	6

注（由上至下）：合生元胶囊 1：凝结芽孢杆菌（GBI-30）和菊粉。益生菌制剂 1：保加利亚乳杆菌和嗜热链球菌。合生元胶囊 2：干酪乳杆菌、嗜酸乳杆菌、鼠李糖乳杆菌、保加利亚乳杆菌、短双歧

杆菌、长双歧杆菌、嗜热链球菌和低聚果糖。益生菌胶囊 1: 干酪乳杆菌、鼠李糖乳杆菌、嗜酸乳杆菌、长双歧杆菌和短双歧杆菌。小培菲康: 双歧杆菌、乳酸菌、肠球菌。VSL#3: 干酪乳杆菌, 植物乳杆菌, 嗜酸乳杆菌和德氏乳杆菌, 长双歧杆菌, 短双歧杆菌和婴儿双歧杆菌和嗜热链球菌。Bio-25™: 含 11 种益生菌, 但组成未知。益生菌胶囊 2: 副干酪乳杆菌, 植物乳杆菌, 嗜酸乳杆菌, 德氏乳杆菌, 长双歧杆菌, 婴儿双歧杆菌, 短双歧杆菌和嗜热链球菌。Protexin: 干酪乳杆菌、鼠李糖乳杆菌、嗜热链球菌、短双歧杆菌、嗜酸乳杆菌、长双歧杆菌、保加利亚乳杆菌、益生元(低聚果糖)和益生菌培养物[硬脂酸镁(来源: 矿物和蔬菜)和一种蔬菜胶囊(羟丙基甲基纤维素)]。合生元胶囊 3: 膳食纤维(部分水解瓜尔胶和菊粉)和罗伊氏乳杆菌。合生元制剂 1: 长双歧杆菌、嗜酸乳杆菌和菊粉。益生菌制剂 2: 含乳杆菌、乳球菌、双歧杆菌、丙酸杆菌、醋酸杆菌等 14 株活菌。合生元胶囊 4: 干酪乳杆菌、鼠李糖乳杆菌、保加利亚乳杆菌、长乳杆菌和嗜热乳杆菌以及低聚果糖。MCP BCMC: 嗜酸乳杆菌、干酪乳杆菌、乳酸菌、两歧双歧杆菌、婴儿双歧杆菌和长双歧杆菌。GeriLact: 乳酸菌、决明子、嗜酸菌、朗勃氏菌、双歧杆菌、链球菌以及果糖。Lactocare: 干酪乳杆菌、嗜酸乳杆菌、鼠李糖乳杆菌、保加利亚乳杆菌、短双歧杆菌、长双歧杆菌和嗜热链球菌。

9.3.1.4 研究系统性风险评估

利用 Cochrane 评估工具对 22 项研究进行系统性风险评估, 结果见图 9-10, 随机序列生成(选择偏倚)、分配隐藏(选择偏倚)、受试者和研究人员的盲法(实施偏倚)、结果评价的盲法(测量偏倚)、不完整的数据结果(随访偏倚)、选择性报告(报告偏倚)和其他偏倚均符合正常范围, 确定总体风险小, 可以提取数据进行 Meta 分析。

9.3.1.5 数据提取结果

进一步对研究纳入的指标进行数据提取和转换。NAFLD 相关指标包括: 空腹血糖(FPG)、胰岛素(Insulin)、胰岛素抵抗指数(HOMA-IR)、总胆固醇(TC)、甘油三酯(TG)、谷丙转氨酶(ALT)和谷草转氨酶(AST), 具体结果数据见表 9-9 至表 9-15。

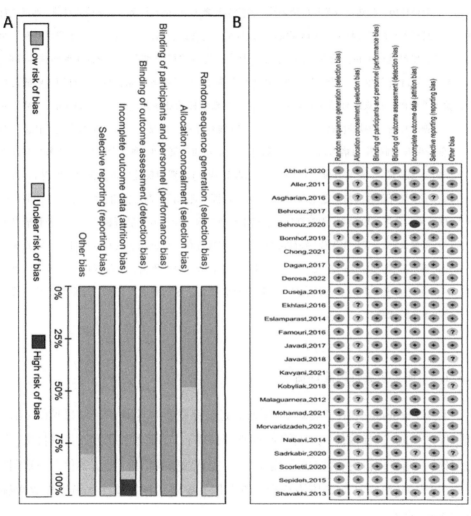

图 9-10　22 项 NAFLD 研究的系统性风险评估

表 9-9　NAFLD 研究中 FPG 的数据汇总（mg/dl）

序号	研究	治疗组			对照组		
		平均数	标准差	人数	平均数	标准差	人数
1	Abhari，2020	101.1	10.79	23	101	17.89	22
2	Aller，2011	107.7	29.6	14	114.6	28.1	14
3	Behrouz，2017	88.83	10.04	30	96.23	20.63	30

序号	研究	治疗组			对照组		
		平均数	标准差	人数	平均数	标准差	人数
4	Behrouz, 2020	87.84	9.92	30	91.43	10.12	30
5	Dagan, 2017	81	27.71	38	78.5	26.98	39
6	Ekhlasi, 2016	104.77	7.66	15	114.9	13.8	15
7	Kavyani, 2021	95.54	4.13	18	98.82	6.65	18
8	Malaguarnera, 2012	95.4	10.08	34	92.7	15.66	32
9	Morvaridzadeh, 2021	90.36	9.66	44	91.54	7.68	44
10	Nabavi, 2014	89.25	9.54	36	92.91	12.22	36
11	Sadrkabir, 2020	90.6	9.4	33	90.0	10.1	28
12	Scorletti, 2020	106.2	50.4	45	106.2	46.8	44
13	Sepideh, 2015	93.42	2.21	21	100.43	2.49	21
14	Shavakhi, 2013	79.8	19.3	31	87.3	28.3	32

表 9-10 NAFLD 研究中 Insulin 的数据汇总(mIU/L)

序号	研究	治疗组			对照组		
		平均数	标准差	人数	平均数	标准差	人数
1	Abhari, 2020	9.91	4.84	22	12.65	4.44	24
2	Aller, 2011	14.3	6.9	14	14.6	6.4	14
3	Behrouz, 2017	12.92	9.32	30	18.49	12.76	30
4	Bornhof, 2019	41.8	9.6	8	46.9	10.5	6
5	Ekhlasi, 2016	1.8	0.61	15	2.56	0.59	15
6	Kavyani, 2021	9.07	1.32	18	9.92	1.95	18
7	Malaguarnera, 2012	10.9	5.1	34	13.0	4.7	32
8	Morvaridzadeh, 2021	13.4	5.7	44	13.17	5.01	44
9	Scorletti, 2020	13.6	7.6	45	14.5	7.5	44
10	Sepideh, 2015	8.95	1.32	21	14.33	1.8	21

表 9-11 NAFLD 研究中 HOMA-IR 的数据汇总

序号	研究	治疗组			对照组		
		平均数	标准差	人数	平均数	标准差	人数
1	Abhari，2020	2.88	1.28	22	3.53	1.47	24
2	Aller，2011	4.2	2.4	14	4.3	3.4	14
3	Behrouz，2017	2.96	2.53	30	4.8	5.45	30
4	Bornhof，2019	4.81	1.02	8	5.27	1.03	6
5	Chong，2021	2.2	1.5	19	3.0	1.4	16
6	Dagan，2017	2.0	1.53	38	2.4	0.85	39
7	Ekhlasi，2016	0.75	0.46	15	0.67	0.28	15
8	Eslamparast，2014	2.12	0.95	26	2.31	0.47	26
9	Kavyani，2021	2.14	0.33	18	2.41	0.47	18
10	Malaguarnera，2012	2.57	0.52	34	3.07	0.64	32
11	Morvaridzadeh，2021	2.98	1.24	44	3.01	1.37	44
12	Sepideh，2015	2.18	0.35	21	3.49	0.41	21

表 9-12 NAFLD 研究中 TC 的数据汇总（mg/dl）

序号	研究	治疗组			对照组		
		平均数	标准差	人数	平均数	标准差	人数
1	Abhari，2020	214.34	40.86	22	205.86	29.81	24
2	Aller，2011	200.9	33.1	14	204.7	54.1	14
3	Behrouz，2020	163.5	26.2	30	176.7	31.8	30
4	Chong，2021	170.92	49.11	19	174.02	40.99	16
5	Dagan，2017	173.6	35.12	38	178.3	37.08	39
6	Derosa，2022	197.6	16.3	30	209.1	19.0	30
7	Ekhlasi，2016	176.8	18.89	15	197.26	15.32	15
8	Famouri，2016	193.9	38.4	27	195.5	30.4	23
9	Kobyliak，2018	225.39	30.93	30	228.09	32.86	28
10	Malaguarnera，2012	187.11	37.11	34	199.1	33.63	32

续表

序号	研究	治疗组			对照组		
		平均数	标准差	人数	平均数	标准差	人数
11	Nabavi, 2014	172.61	42.6	36	202.88	33.53	36
12	Sadrkabir, 2020	173.8	37.9	33	200.7	55.5	28
13	Shavakhi, 2013	183.3	25.1	31	205.5	39.0	32

表 9-13　NAFLD 研究中 TG 的数据汇总(mg/dl)

序号	研究	治疗组			对照组		
		平均数	标准差	人数	平均数	标准差	人数
1	Abhari, 2020	153.25	61.89	22	158.0	20.43	24
2	Aller, 2011	130.9	61.1	14	177.2	48.6	14
3	Behrouz, 2020	145.3	48.7	30	183.2	161.7	30
4	Chong, 2021	169.23	88.6	19	211.75	125.81	16
5	Dagan, 2017	155.8	98.2	38	156.7	69.3	39
6	Derosa, 2022	154.6	25.7	30	162.6	22.4	30
7	Duseja, 2019	205.0	137.0	17	146.0	58.0	13
8	Ekhlasi, 2016	167.97	20.24	15	186.81	26.94	15
9	Famouri, 2016	91.87	17.14	32	100.56	44.8	32
10	Malaguarnera, 2012	159.48	67.34	34	185.17	71.77	32
11	Mohamad, 2021	171.88	66.45	17	178.09	89.49	22
12	Nabavi, 2014	172.91	68.59	36	206.02	79.39	36
13	Sadrkabir, 2020	189.2	32.6	33	200.4	90.0	28
14	Shavakhi, 2013	149.7	57.0	31	188.7	68.7	32

表 9-14　NAFLD 研究中 ALT 的数据汇总（IU/L）

序号	研究	治疗组			对照组		
		平均数	标准差	人数	平均数	标准差	人数
1	Abhari，2020	32.52	17.87	22	40.02	15.22	24
2	Aller，2011	60.4	30.4	14	64.8	35.5	14
3	Asgharian，2016	26.88	4.28	38	35.07	4.35	36
4	Bornhof，2019	48.1	7.2	8	59.3	14.2	6
5	Chong，2021	51.0	32.0	19	49.0	26.0	16
6	Dagan，2017	17.8	11.37	38	18.5	20.18	39
7	Derosa，2022	52.7	11.8	30	57.2	14.1	30
8	Duseja，2019	45.1	29.7	17	68.0	40.7	13
9	Ekhlasi，2016	31.59	9.42	15	38.05	6.54	15
10	Eslamparast，2014	69.3	2.3	26	71.5	9.1	26
11	Famouri，2016	23.1	9.6	32	71.5	9.1	32
12	Javadi，2017	45.82	11.22	17	50.42	14.32	19
13	Kobyliak，2018	38.18	15.75	30	39.48	17.9	28
14	Malaguarnera，2012	47.1	19.8	34	58.1	27.2	32
15	Mohamad，2021	84.29	70.55	17	74.5	38.73	22
16	Nabavi，2014	24.5	3.71	36	25.5	13.06	36
17	Sadrkabir，2020	31.4	12.7	33	42.9	29.6	28
18	Scorletti，2020	57.0	35.0	45	55.38	30.72	44
19	Shavakhi，2013	45.2	32.5	31	112.5	68.7	32

表 9-15　NAFLD 研究中 AST 的数据汇总（IU/L）

序号	研究	治疗组			对照组		
		平均数	标准差	人数	平均数	标准差	人数
1	Abhari，2020	30.47	15.67	22	34.73	18.83	24

续表

序号	研究	治疗组			对照组		
		平均数	标准差	人数	平均数	标准差	人数
2	Aller, 2011	35.6	10.4	14	36.4	13.8	14
3	Asgharian, 2016	23.67	1.73	38	29.03	2.08	36
4	Chong, 2021	38.0	20.0	19	41.0	47.0	16
5	Dagan, 2017	20.3	7.15	38	21.4	14.59	39
6	Derosa, 2022	44.4	7.6	30	52.8	9.5	30
7	Duseja, 2019	36.0	16.4	17	44.9	18.25	13
8	Ekhlasi, 2016	30.52	13.4	15	34.54	6.8	15
9	Eslamparast, 2014	66.4	2.6	26	68.3	9.4	26
10	Famouri, 2016	24.3	7.7	32	26.6	11.8	32
11	Javadi, 2017	37.11	13.65	17	41.63	12.46	19
12	Kobyliak, 2018	38.77	15.42	30	42.7	19.23	28
13	Malaguarnera, 2012	39.4	28.2	34	61.2	25.4	32
14	Mohamad, 2021	45.35	23.19	17	45.5	25.8	22
15	Nabavi, 2014	25.0	3.01	36	27.5	13.87	36
16	Sadrkabir, 2020	23.84	7.5	33	27.8	19.7	28
17	Scorletti, 2020	34.0	18.0	45	40.5	29.3	44

9.3.1.6　Meta 分析评估靶向膳食干预对 NAFLD 代谢指标的影响

使用 RevMan 5.4 软件进行 Meta 分析，评价益生菌、益生元和合生元制剂对 NAFLD 代谢指标的影响，综合各项研究的数据之后，使用 MD 进行评估。

依据表 9-9，提取 15 项随机对照试验数据评价靶向膳食干预对 FPG 的影响。

I^2 大于 50%，使用随机效应模型，差异具有统计学意义（$P = 0.004$，见图 9-11）。结论：益生菌、益生元与合生元能够显著降低 NAFLD 患者空腹血糖（FPG）的水平。

依据表 9-10，提取 10 项随机对照试验数据评价靶向膳食干预对胰岛素的影响。I^2 大于 50%，使用随机效应模型，差异具有统计学意义（$P = 0.02$，见图 9-12）。结论：益生菌、益生元与合生元能够降低 NAFLD 患者胰岛素（Insulin）的水平。

依据表 9-11，提取 12 项随机对照试验数据评价靶向膳食干预对胰岛素抵抗指数的影响。I^2 大于 50%，使用随机效应模型，差异具有统计学意义（$P = 0.01$，见图 9-13）。结论：益生菌、益生元与合生元能够显著降低 NAFLD 患者胰岛素抵抗指数（HOMA-IR）的水平。

依据表 9-12，提取 13 项随机对照试验数据评价靶向膳食干预对 TC 的影响。I^2 为 27%，使用固定效应模型，差异具有统计学意义（$P < 0.00001$，见图 9-14）。结论：益生菌、益生元与合生元能够显著降低 NAFLD 患者总胆固醇（TC）的水平。

依据表 9-13，提取 14 项随机对照试验数据评价靶向膳食干预对 TG 的影响。I^2 为 9%，使用固定效应模型，差异具有统计学意义（$P < 0.0001$，见图 9-15）。结论：益生菌、益生元与合生元能够显著降低 NAFLD 患者甘油三酯（TG）的水平。

依据表 9-14，提取 19 项随机对照试验数据评价靶向膳食干预对 ALT 的影响。I^2 大于 50%，使用随机效应模型，差异具有统计学意义（$P = 0.005$，见图 9-16）。结论：益生菌、益生元与合生元能够显著降低 NAFLD 患者谷丙转氨酶（ALT）的水平。

依据表 9-15，提取 17 项随机对照试验数据评价靶向膳食干预对 AST 的影响。I^2 为 14%，使用固定效应模型，差异具有统计学意义（$P < 0.00001$，见图 9-17）。结论：益生菌、益生元与合生元能够显著降低 NAFLD 患者谷草转氨酶（AST）的水平。

这些数据证实了益生菌、益生元与合生元对于缓解非酒精性脂肪肝（NAFLD）的病情表现出积极的效果。

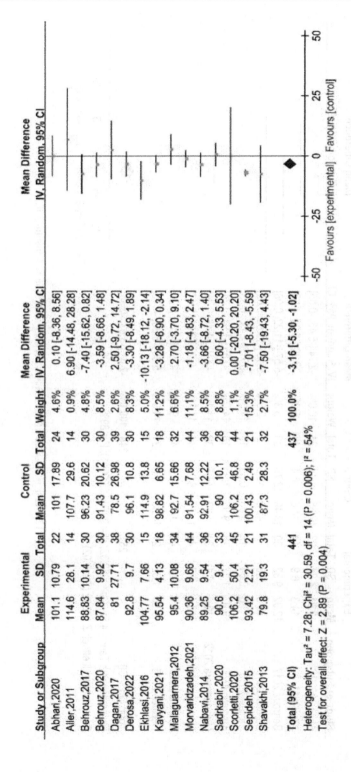

Study or Subgroup	Experimental			Control			Weight	Mean Difference IV, Random, 95% CI	Mean Difference IV, Random, 95% CI
	Mean	SD	Total	Mean	SD	Total			
Abhari,2020	101.1	10.79	22	101	17.89	24	4.6%	0.10 [-8.36, 8.56]	
Aller,2011	114.6	28.1	14	107.7	29.6	14	0.9%	6.90 [-14.48, 28.28]	
Behrouz,2017	88.83	10.14	30	96.23	20.62	30	4.8%	-7.40 [-15.62, 0.82]	
Behrouz,2020	87.84	9.92	30	91.43	10.12	30	8.5%	-3.59 [-8.66, 1.48]	
Dagan,2017	81	27.71	38	78.5	26.98	39	2.6%	2.50 [-9.72, 14.72]	
Derosa,2022	92.8	9.7	30	96.1	10.8	30	8.3%	-3.30 [-8.49, 1.89]	
Ekhlasi,2016	104.77	7.66	15	114.9	13.8	15	5.0%	-10.13 [-18.12, -2.14]	
Kavyani,2021	95.54	4.13	18	98.82	6.65	18	11.2%	-3.28 [-6.90, 0.34]	
Malaguarnera,2012	95.4	10.08	34	92.7	15.66	32	6.6%	2.70 [-3.70, 9.10]	
Morvaridzadeh,2021	90.36	9.66	44	91.54	7.68	44	11.1%	-1.18 [-4.83, 2.47]	
Nabavi,2014	89.25	9.54	36	92.91	12.22	36	8.5%	-3.66 [-8.72, 1.40]	
Sadrkabir,2020	90.6	9.4	33	90	10.1	28	8.8%	0.60 [-4.33, 5.53]	
Scorletti,2020	106.2	50.4	45	106.2	46.8	44	1.1%	0.00 [-20.20, 20.20]	
Sepideh,2015	93.42	2.21	21	100.43	2.49	21	15.3%	-7.01 [-8.43, -5.59]	
Shavakhi,2013	79.8	19.3	31	87.3	28.3	32	2.7%	-7.50 [-19.43, 4.43]	
Total (95% CI)			441			437	100.0%	-3.16 [-5.30, -1.02]	

Heterogeneity: Tau² = 7.28; Chi² = 30.59, df = 14 (P = 0.006); I² = 54%
Test for overall effect: Z = 2.89 (P = 0.004)

Favours [experimental]　Favours [control]

图9-11　益生菌、益生元和合生元显著降低NAFLD患者空腹血糖（FPG）的水平

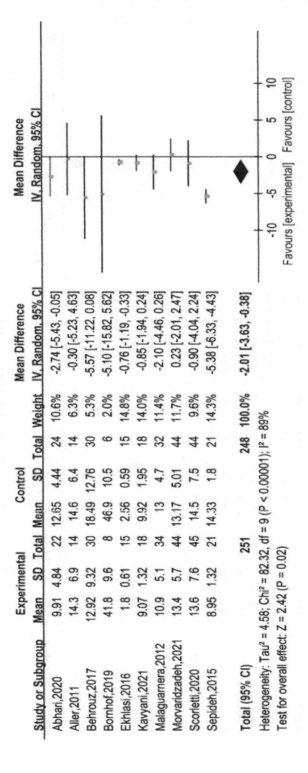

图9-12　益生菌、益生元和合生元降低NAFLD患者胰岛素（Insulin）的水平

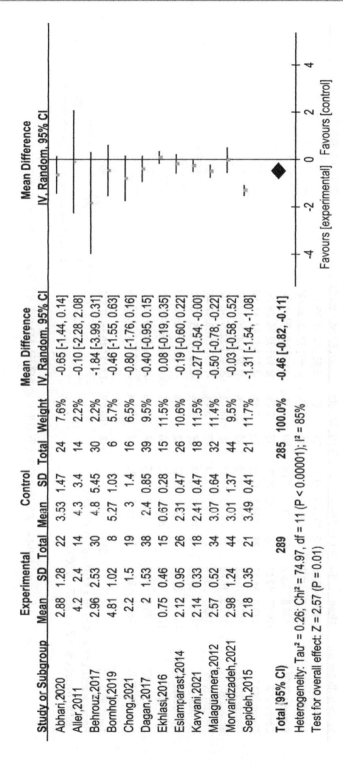

图9-13　益生菌、益生元和合生元显著降低NAFLD患者胰岛素抵抗指数（HOMA-IR）的水平

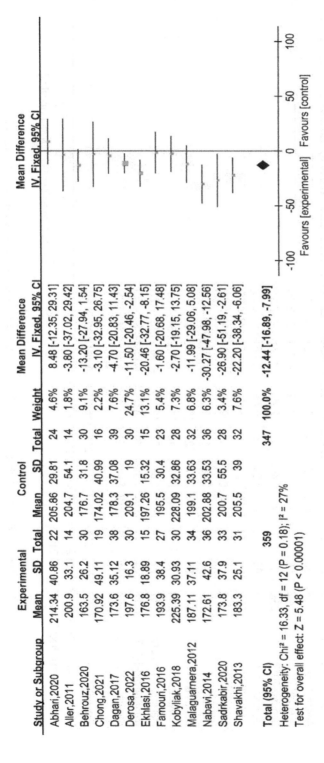

Study or Subgroup	Experimental Mean	SD	Total	Control Mean	SD	Total	Weight	Mean Difference IV, Fixed, 95% CI
Abhari,2020	214.34	40.86	22	205.86	29.81	24	4.6%	8.48 [-12.35, 29.31]
Aller,2011	200.9	33.1	14	204.7	54.1	14	1.8%	-3.80 [-37.02, 29.42]
Behrouz,2020	163.5	26.2	30	176.7	31.8	30	9.1%	-13.20 [-27.94, 1.54]
Chong,2021	170.92	49.11	19	174.02	40.99	16	2.2%	-3.10 [-32.95, 26.75]
Dagan,2017	173.6	35.12	38	178.3	37.08	39	7.6%	-4.70 [-20.83, 11.43]
Derosa,2022	197.6	16.3	30	209.1	19	30	24.7%	-11.50 [-20.46, -2.54]
Ekhlasi,2016	176.8	18.89	15	197.26	15.32	15	13.1%	-20.46 [-32.77, -8.15]
Famouri,2016	193.9	38.4	27	195.5	30.4	23	5.4%	-1.60 [-20.68, 17.48]
Kobyliak,2018	225.39	30.93	30	228.09	32.86	28	7.3%	-2.70 [-19.15, 13.75]
Malaguarnera,2012	187.11	37.11	34	199.1	33.63	32	6.8%	-11.99 [-29.06, 5.08]
Nabavi,2014	172.61	42.6	36	202.88	33.53	36	6.3%	-30.27 [-47.98, -12.56]
Sadrkabir,2020	173.8	37.9	33	200.7	55.5	28	3.4%	-26.90 [-51.19, -2.61]
Shavakhi,2013	183.3	25.1	31	205.5	39	32	7.6%	-22.20 [-38.34, -6.06]
Total (95% CI)			**359**			**347**	**100.0%**	**-12.44 [-16.89, -7.99]**

Heterogeneity: Chi² = 16.33, df = 12 (P = 0.18); I² = 27%
Test for overall effect: Z = 5.48 (P < 0.00001)

图9-14　益生菌、益生元和合生元显著降低NAFLD患者总胆固醇（TC）的水平

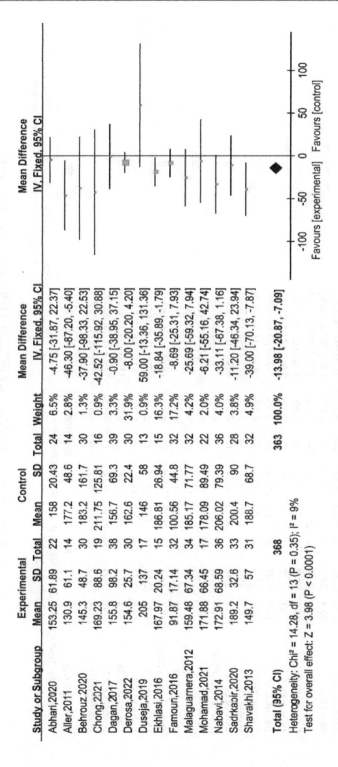

Study or Subgroup	Experimental			Control			Weight	Mean Difference IV, Fixed, 95% CI
	Mean	SD	Total	Mean	SD	Total		
Abhari,2020	153.25	61.89	22	158	20.43	24	6.5%	-4.75 [-31.87, 22.37]
Aller,2011	130.9	61.1	14	177.2	48.6	14	2.8%	-46.30 [-87.20, -5.40]
Behrouz 2020	145.3	48.7	30	183.2	161.7	30	1.3%	-37.90 [-98.33, 22.53]
Chong,2021	169.23	88.6	19	211.75	125.81	16	0.9%	-42.52 [-115.92, 30.88]
Dagan,2017	155.8	98.2	38	156.7	69.3	39	3.3%	-0.90 [-38.95, 37.15]
Derosa,2022	154.6	25.7	30	162.6	22.4	30	31.9%	-8.00 [-20.20, 4.20]
Duseja,2019	205	137	17	146	58	13	0.9%	59.00 [-13.36, 131.36]
Ekhlasi,2016	167.97	20.24	15	186.81	26.94	15	16.3%	-18.84 [-35.89, -1.79]
Famoun,2016	91.87	17.14	32	100.56	44.8	32	17.2%	-8.69 [-25.31, 7.93]
Malaguarnera,2012	159.48	67.34	34	185.17	71.77	32	4.2%	-25.69 [-59.32, 7.94]
Mohamad,2021	171.88	66.45	17	178.09	89.49	22	2.0%	-6.21 [-55.16, 42.74]
Nabavi,2014	172.91	68.59	36	206.02	79.39	36	4.0%	-33.11 [-67.38, 1.16]
Sadrkabir,2020	189.2	32.6	33	200.4	90	28	3.8%	-11.20 [-46.34, 23.94]
Shavakhi,2013	149.7	57	31	188.7	68.7	32	4.9%	-39.00 [-70.13, -7.87]
Total (95% CI)			368			363	100.0%	-13.98 [-20.87, -7.09]

Heterogeneity: Chi² = 14.28, df = 13 (P = 0.35); I² = 9%
Test for overall effect: Z = 3.98 (P < 0.0001)

图9-15 益生菌、益生元和合生元显著降低NAFLD患者甘油三脂（TG）的水平

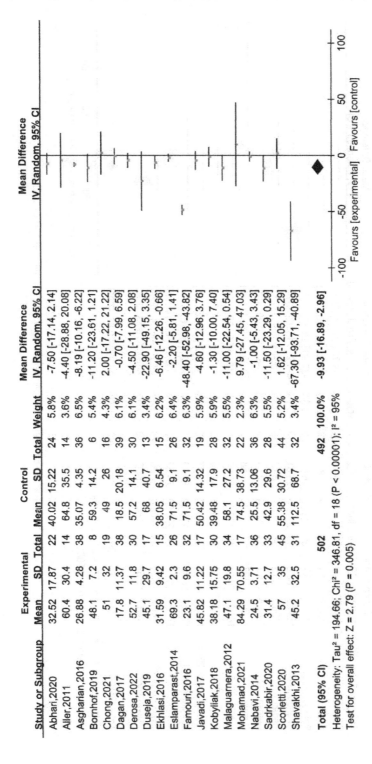

Study or Subgroup	Experimental			Control			Weight	Mean Difference IV, Random, 95% CI
	Mean	SD	Total	Mean	SD	Total		
Abhari,2020	32.52	17.87	22	40.02	15.22	24	5.8%	-7.50 [-17.14, 2.14]
Aller,2011	60.4	30.4	14	64.8	35.5	14	3.6%	-4.40 [-28.88, 20.08]
Asgharian,2016	26.88	4.28	38	35.07	4.35	36	6.5%	-8.19 [-10.16, -6.22]
Bornhof,2019	48.1	7.2	8	59.3	14.2	6	5.4%	-11.20 [-23.61, 1.21]
Chong,2021	51	32	19	49	26	16	4.3%	2.00 [-17.22, 21.22]
Dagan,2017	17.8	11.37	38	18.5	20.18	39	6.1%	-0.70 [-7.99, 6.59]
Derosa,2022	52.7	11.8	30	57.2	14.1	30	6.1%	-4.50 [-11.08, 2.08]
Duseja,2019	45.1	29.7	17	68	40.7	13	3.4%	-22.90 [-49.15, 3.35]
Ekhlasi,2016	31.59	9.42	15	38.05	6.54	15	6.2%	-6.46 [-12.26, -0.66]
Eslamparast,2014	69.3	2.3	26	71.5	9.1	26	6.4%	-2.20 [-5.81, 1.41]
Famouri,2016	23.1	9.6	32	71.5	9.1	32	6.3%	-48.40 [-52.98, -43.82]
Javadi,2017	45.82	11.22	17	50.42	14.32	19	5.9%	-4.60 [-12.96, 3.76]
Kobyliak,2018	38.18	15.75	30	39.48	17.9	28	5.9%	-1.30 [-10.00, 7.40]
Malaguarnera,2012	47.1	19.8	34	58.1	27.2	32	5.5%	-11.00 [-22.54, 0.54]
Mohamad,2021	84.29	70.55	17	74.5	38.73	22	2.3%	9.79 [-27.45, 47.03]
Nabavi,2014	24.5	3.71	36	25.5	13.06	36	6.3%	-1.00 [-5.43, 3.43]
Sadrkabir,2020	31.4	12.7	33	42.9	29.6	28	5.5%	-11.50 [-23.29, 0.29]
Scorletti,2020	57	35	45	55.38	30.72	44	5.2%	1.62 [-12.05, 15.29]
Shavakhi,2013	45.2	32.5	31	112.5	68.7	32	3.4%	-67.30 [-93.71, -40.89]
Total (95% CI)			502			492	100.0%	-9.93 [-16.89, -2.96]

Heterogeneity: Tau² = 194.66; Chi² = 346.81, df = 18 (P < 0.00001); I² = 95%
Test for overall effect: Z = 2.79 (P = 0.005)

图9-16　益生菌、益生元和合生元显著降低NAFLD患者谷丙转氨酶（ALT）的水平

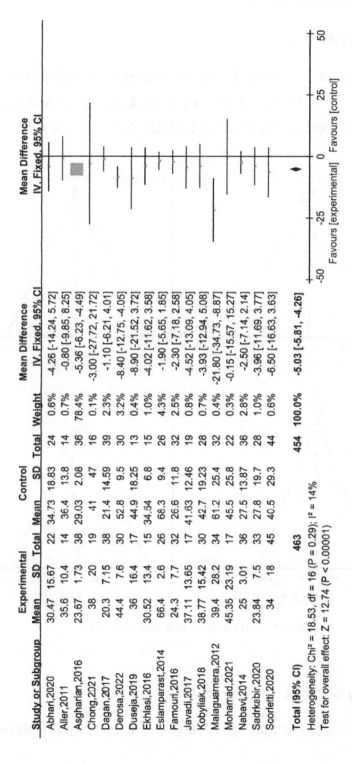

Study or Subgroup	Experimental Mean	SD	Total	Control Mean	SD	Total	Weight	Mean Difference IV, Fixed, 95% CI
Abhari,2020	30.47	15.67	22	34.73	18.83	24	0.6%	-4.26 [-14.24, 5.72]
Aller,2011	35.6	10.4	14	36.4	13.8	14	0.7%	-0.80 [-9.85, 8.25]
Asgharian,2016	23.67	1.73	38	29.03	2.08	36	78.4%	-5.36 [-6.23, -4.49]
Chong,2021	38	20	19	41	47	16	0.1%	-3.00 [-27.72, 21.72]
Dagan,2017	20.3	7.15	38	21.4	14.59	39	2.3%	-1.10 [-6.21, 4.01]
Derosa,2022	44.4	7.6	30	52.8	9.5	30	3.2%	-8.40 [-12.75, -4.05]
Duseja,2019	36	16.4	17	44.9	18.25	13	0.4%	-8.90 [-21.52, 3.72]
Ekhlasi,2016	30.52	13.4	15	34.54	6.8	15	1.0%	-4.02 [-11.62, 3.58]
Eslamparast,2014	66.4	2.6	26	68.3	9.4	26	4.3%	-1.90 [-5.65, 1.85]
Famouri,2016	24.3	7.7	32	26.6	11.8	32	2.5%	-2.30 [-7.18, 2.58]
Javadi,2017	37.11	13.65	17	41.63	12.46	19	0.8%	-4.52 [-13.09, 4.05]
Kobyliak,2018	38.77	15.42	30	42.7	19.23	28	0.7%	-3.93 [-12.94, 5.08]
Malaguarnera,2012	39.4	28.2	34	61.2	25.4	32	0.4%	-21.80 [-34.73, -8.87]
Mohamad,2021	45.35	23.19	17	45.5	25.8	22	0.3%	-0.15 [-15.57, 15.27]
Nabavi,2014	25	3.01	36	27.5	13.87	36	2.8%	-2.50 [-7.14, 2.14]
Sadrkabir,2020	23.84	7.5	33	27.8	19.7	28	1.0%	-3.96 [-11.69, 3.77]
Scorletti,2020	34	18	45	40.5	29.3	44	0.6%	-6.50 [-16.63, 3.63]
Total (95% CI)			463			454	100.0%	-5.03 [-5.81, -4.26]

Heterogeneity: Chi² = 18.53, df = 16 (P = 0.29); I² = 14%
Test for overall effect: Z = 12.74 (P < 0.00001)

图9-17　益生菌、益生元和合生元显著降低NAFLD患者谷草转氨酶（AST）的水平

9.3.1.7　发表偏倚

根据以上汇总的各项实验相关数据，使用 RevMan 5.4 软件对 FPG、Insulin、HOMA-IR、TC、TG、ALT 和 AST 各项数据分别绘制漏斗图。结果显示，各项数据散点图对称性均较好，不存在明显的发表偏倚，见图 9-18、图 9-19。

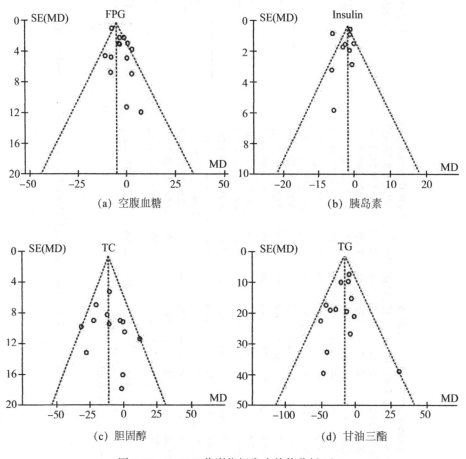

图 9-18　NAFLD 代谢指标发表偏倚分析(上)

9.3.2　靶向膳食干预 NAFLD 的评价

目前已有不少关于益生菌、益生元和合生元对 NAFLD 患者干预的报道，但

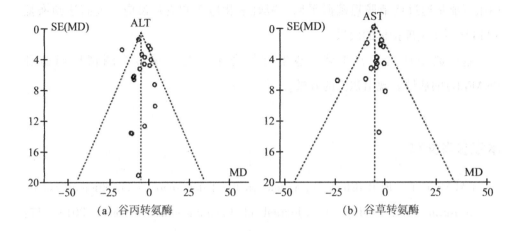

(a) 谷丙转氨酶   (b) 谷草转氨酶

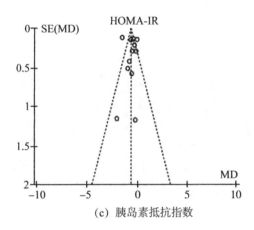

(c) 胰岛素抵抗指数

图 9-19   NAFLD 代谢指标发表偏倚分析(下)

由于患者生活饮食差异以及疾病进展不同，以及试验设计的差异，所检测的结局指标存在较大差异。为了验证益生菌、益生元和合生元在干预 NAFLD 患者在总体上是否具有良好的缓解和治疗效果，我们通过 Meta 分析，挑选 22 项随机双盲对照研究，共计 1108 名患者，其中治疗组 571 人，对照组 535 人，干预疗程从 8 周到 48 周，疗效评价指标包括空腹血糖(FPG)、胰岛素(Insulin)、甘油三酯(TG)、胆固醇(TC)、谷丙转氨酶(ALT)、谷草转氨酶(AST)以及胰岛素抵抗指数(HOMA-IR)，最终分析结果显示，补充益生菌、益生元和合生元可有效缓解 NAFLD 疾病胰岛素抵抗，改善异常糖脂代谢，同时减轻患者肝脏损伤，这一作用很可能是通过调节肠道菌群平衡，减轻氧化应激和炎症反应，进而达到恢复 NAFLD 不良生理指标的效果。

这些数据证实了益生菌、益生元与合生元对于缓解非酒精性脂肪肝（NAFLD）的病情表现出积极的效果。

本章参考文献

[1] PALYS K E, BERGER V W. A note on the Jadad score as an efficient tool for measuring trial quality [J]. Journal of Gastrointestinal Surgery, 2013, 17: 1170-1171.

第 10 章　2 型糖尿病的新型合生元靶向干预研究

如今由于饮食结构改变、环境污染、生活压力等诸多因素的影响，全球范围内糖尿病的患病率持续升高，其中 2 型糖尿病(T2DM)患病率在现有分型中最高，约占 DM 患者 90%(Zhang et al.，2020)，并且 T2DM 发病年龄日渐年轻化，1～20 岁人群患病率显著上升(Franks，Mccarthy，2016)。同时，T2DM 相关并发症的发病率也日渐上升，如心血管并发症成为 T2DM 死亡率升高的主要原因，肾脏并发症在亚洲糖尿病患者中发病率高，成为终末期肾病的主要原因(Zheng et al.，2018)，这些变化导致全球医疗卫生负担加重和脏器移植资源更加紧张稀缺。因此，降低 T2DM 发病率、阻止发病人群年轻化以及延缓并发症的发生发展，是目前关于 T2DM 诊疗方面的重要研究课题。

10.1　肠道微生物菌群在 T2DM 发生和进展中的作用

这项研究旨在确定肠道微生态菌群在 T2DM 的发生和进展中的作用。研究收集正常对照人群和 T2DM 不同阶段患者人群的肠道微生物进行分析，找出丰度显著变化的菌群，获得其与 T2DM 发生发展的相关性。研究方案经合作医院伦理委员会批准，按照赫尔辛基原则进行人体研究。本研究获得了受试者的书面和口头同意。

共招募 89 人作为 4 个不同的队列，包括 32 名健康者作为对照(CT)(男性 18 名，女性 14 名；平均年龄 45.5 岁，范围 22～69 岁)，19 例 1 年内患有 2 型糖尿病的人(DMa)(男性 14 例，女性 5 例；平均年龄 52.9 岁，范围 31～70 岁)，27

例在 1~10 年内患 2 型糖尿病的人（DMb）（男性 21 例，女性 6 例；平均年龄 55.7 岁，范围 34~69 岁），11 例 2 型糖尿病病龄超过 10 年的患者（DMc）男性 2 例，女性 9 例；平均年龄 65.5 岁，范围 56~79 岁）。平均体重指数（BMI）为 22.69~25.58，见表 10-1。

表 10-1　T2DM 患者临床特征

	CT	DMa	DMb	DMc
样本规模（Sample Size）	32	19	27	11
平均年龄 Mean age（years）	45.5	52.9	55.7	65.5
年龄范围 Age range（years）	22~69	31~70	34~69	56~79
性别比例（男∶女） Gender M∶F	14∶18	14∶5	21∶6	2∶9
Bean BMI 平均 BMI	22.69	25.58	24.78	24
BMI range BMI 范围	19.84~26.30	20.2~32.2	20.66~32.1	17.9~29.7

10.1.1　T2D 患者生物学参数

T2DM 及相关疾病的早期标志物包括空腹血糖>5.5mmol/L、高甘油三酯水平、高尿酸水平、低 HDL、高 LDL、血红蛋白 A1c>5.6% 和胰岛素水平升高。与此相一致，糖尿病组（DMa、DMb、DMc）的 FBG 含量普遍高于 CT 组。DMa 组 TG 含量最高，DMc 组 TG 含量与 TC 组相近。这些结果表明，随着糖尿病发病时间的延长，糖尿病组 TG 水平得到了有效控制。在这项研究中，2 型糖尿病患者也有高尿酸的倾向。糖尿病组尿酸（UA）含量（DMa、DMb、DMc）普遍高于 CT 组，其中 DMb 组含量最高，见表 10-2。

表 10-2　T2DM 患者血糖、血脂、尿酸含量

	CT	DMa	DMb	DMc
FBG	4.97±0.13[b]	10.09±0.81[a]	9.47±0.72[a]	9.61±0.82[a]

续表

	CT	DMa	DMb	DMc
TC	4.93±0.12[ab]	5.28±0.27[a]	4.61±0.22[b]	4.75±0.41[ab]
TG	1.66±0.32[b]	4.53±1.02[a]	2.52±0.43[b]	1.74±0.28[b]
HDL	1.53±0.07[a]	1.08±0.08[b]	1.05±0.04[b]	1.34±0.16[ab]
LDL	2.88±0.12[a]	2.97±0.15[a]	2.83±0.16[a]	2.84±0.32[a]
UA	303.44±14.50[b]	339.56±23.10[ab]	356.32±17.25[a]	344.82±26.65[ab]
HbAlc	0.05±0.00[b]	0.09±0.01[a]	0.08±0.00[a]	0.07±0.01[ab]

对不同肠激素进行测定发现：INS 的含量随着起病时间的推移在逐渐增加，在 DMb 组达到最高水平，提示可能发生了胰岛素抵抗。但 DMc 组含量最低，与 CT 组无显著性差异，说明 2 型糖尿病治疗 10 余年后，INS 水平降至无胰岛素抵抗的健康人群水平。随着起药时间的延长，瘦素含量逐渐增加，其中 DMb 组达到最高。各组间，CT 组 LEP 含量最低，与 DMb 组差异有统计学意义。与 CT 组比较，DMa 组和 DMc 组 LEP 含量升高，但差异无统计学意义。其次，DMa 组 PYY 含量明显高于 DMb 和 DMc 组，说明在 T2DM 初始阶段 PYY 分泌增多。此外，糖尿病组（DMa 和 DMb 组）LPS 水平在 10 年内明显升高，而在治疗 10 年后（DMc 组）LPS 水平下降，与正常组比较无明显差异见表 10-3。

表 10-3 T2DM 患者肠激素含量

	CT	DMa	DMb	DMc
LPS（pg/ml）	25.64±6.59[b]	175.99±49.07[a]	159.59±62.39[a]	33.41±12.56[b]
GLP-1（ng/ml）	3.04±0.41[a]	2.65±0.60[a]	2.58±0.62[a]	3.38±0.35[a]
LEP（pg/ml）	5222.64±833.94[b]	8535.40±1963.96[ab]	12041.96±2996.27[a]	8158.27±1929.66[ab]
INS（μIU/mL）	0.97±0.07[ab]	1.47±0.77[ab]	1.54±0.23[a]	0.65±0.10[b]
PYY（pg/mL）	495.04±205.58[b]	2607.08±1219.69[a]	2030.24±947.07[ab]	1465.47±922.93[ab]

LPS: lipopolysaccharide；GLP-1: glucagon-like peptide；LEP: leptin；INS: insulin；PYY: peptide-YY。

10.1.2 T2DM 患者肠道菌群多样性分析

为了研究 T2DM 和非糖尿病患者不同阶段肠道微生物的多样性，采用 Illumina Miseq 对粪便内容物 16S rRNA V3-V4 区进行测序。α 和 β 多样性指数在 TC 组、DMa 组、DMb 组和 DMc 组之间均无显著差异。维恩图分析，CT 组肠道菌群高于 T2DM 组，且随着治疗时间的延长，糖尿病患者肠道菌群水平呈下降趋势。anansim/Adonis 分析显示，各组间物种组成差异显著，但各组间差异不显著。微生物区系分型分析进一步证实了人类微生物区系结构的个体差异较大。糖尿病组与对照组观察到的粪便微生物群多样性相似，可能是糖尿病组治疗药物所致，如图 10-1 所示。

10.1.3 T2DM 患者肠道菌群差异分析

在门水平上主要有四种优势菌，它们是：厚壁菌门（Firmicutes）、拟杆菌门（Bacteroidota）、变形菌门（Proteobacteria）和放线菌门（Actinobacteria）。在门水平上，DMa 组与 DMb 组之间没有显著差异。与 CT 组相比，T2DM 患者拟杆菌门的丰度增加，而 DMa 和 DMb 组厚壁菌门的相对丰度均降低。DMa 和 DMb 组疣微菌门（Verrucomicrobiota）的相对丰度比 CT 组显著降低，但 DMc 组疣微菌门的相对丰度与 CT 组接近。与 CT 组相比，DMc 组仅有放线菌门的丰度显著增加，且 DMc 组厚壁菌门/拟杆菌门的比值显著高于 DMa 和 DMb 组，如图 10-2 所示。

在属水平上，DMa 组与 DMb 组之间也没有显著差异。与 CT 组相比，DMa 和 DMb 组拟杆菌属（Bacteroides）的丰度均有增加，而 DMc 组的拟杆菌属丰度与 CT 组接近。拟杆菌是一种存在于人体肠道的共生细菌，为人体提供必需的营养物质。DMb 和 DMc 组普氏菌属/拟杆菌属（Prevotella/Bacteroides）的比值显著低于 DMa 和 CT 组。经黏液真杆菌属（Blautia）属于厚壁菌门，是一种能够缓解炎症和代谢性疾病的益生菌。DMb 和 DMc 组的 Blautia 丰度降低，而 DMa 组 Blautia 的丰度显著降低，说明 Blautia 对抑制糖尿病的发生和发展可能起到一定的作用。

10.1.4 微生物代谢产物短链脂肪酸的含量

有些研究结果表明短链脂肪酸(SCFAs)水平主要与远端结肠细菌多样性的变

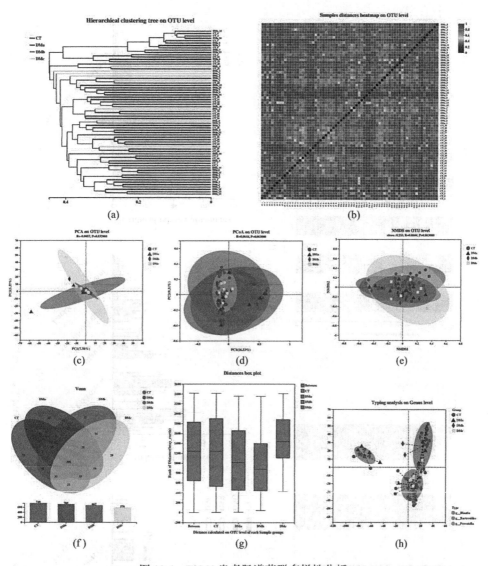

图 10-1 T2DM 患者肠道菌群多样性分析

化有关。在本研究中，不同分期的 T2DM 患者与健康人群的 α-多样性和 β-多样性均无显著差异。相应的，各组间 SCFAs 总量无显著差异。而短链脂肪酸主要包括乙酸、丙酸、丁酸、异丁酸、戊酸、异戊酸。在 SCFAs 中，丁酸是由厚壁菌门产生的，研究表明丁酸能促进肠道屏障功能的修复，抑制炎症因子。此外，丁酸还能促进葡萄糖摄入后 β 细胞分泌胰岛素，调节血糖。在本研究中，DMb 组丁

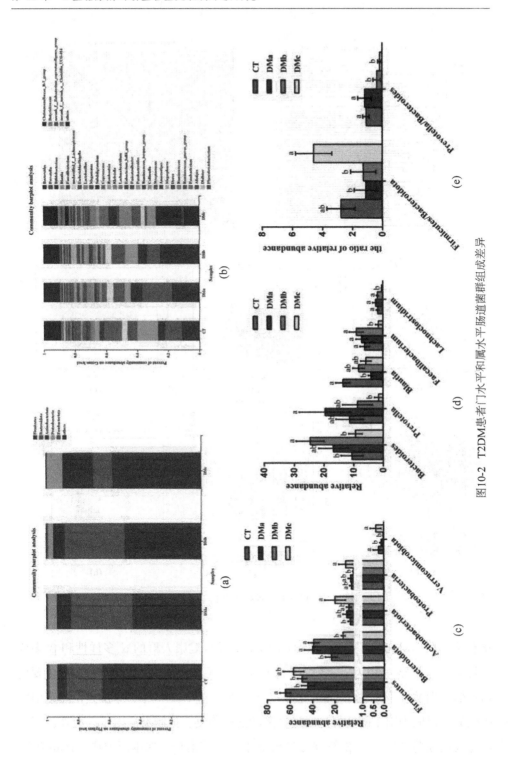

图10-2　T2DM患者门水平和属水平肠道菌群组成差异

酸含量最高，DMc 组丁酸含量最低。说明 DMb 组中丁酸盐对血糖调节和肠屏障功能修复有重要作用。戊酸含量与 T2DM 发病时间密切相关。随着起效时间的延长，戊酸含量逐渐升高。戊酸含量以 DMc 组最高，CT 组最低，见表 10-4。这说明戊酸在血糖调节中起重要作用。

表 10-4 T2DM 患者短链脂肪酸含量

$\mu g/g$	CT	DMa	DMb	DMc
Total SCFA	2695.40±186.82[a]	2330.08±269.36[a]	3301.78±555.64[a]	2427.12±410.62[a]
Acetic acid	772.43±69.11[a]	596.95±103.67[a]	962.37±159.91[a]	793.01±201.17[a]
Propionic acid	785.46±83.09[a]	604.34±52.95[a]	738.06±187.61[a]	585.01±126.88[a]
Butyric acid	830.83±88.43[ab]	839.77±120.46[ab]	1225.22±307.14[a]	701.54±158.69[b]
Valeric acid	97.27±21.75[b]	106.28±22.15[ab]	116.96±32.70[ab]	121.77±26.72[a]
Hexanoic acid	39.31±3.80[a]	38.03±7.68[a]	50.86±9.38[a]	45.54±4.26[a]
Isobutyric acid	83.90±10.34[a]	76.63±14.34[a]	76.87±15.47[a]	87.02±20.71[a]
Isovaleric acid	86.19±11.84[a]	68.07±14.02[a]	89.00±19.00[a]	93.23±25.68[a]

Total SCFA：短链脂肪酸总量；Acetic acid：乙酸；Propionic acid：丙酸；Butyric acid：丁酸；Valeric acid：戊酸；Hexanoic acid：己酸；Isobutyric acid：异丁酸；Isovaleric acid：异戊酸。

10.1.5 肠道微生物菌群与 T2DM 的相关性分析

通过 Spearman 算法评估生物学参数、肠道微生物区系和 SCFAs 之间的相关性。BMI 与拟杆菌门（Bacteroidota）、变形菌门（Proteobacteria）、拟杆菌属（*Bacteroides*）呈正相关，与厚壁菌门（Firmicutes）呈负相关。空腹血糖（FPG）与拟杆菌门、拟杆菌属呈正相关，与厚壁菌门、经黏液真杆菌属（*Blautia*）呈负相关。甘油三酯（TG）和高密度脂蛋白（HDL）与拟杆菌门呈正相关，与厚壁菌门和经黏液真杆菌属呈负相关。尿酸（UA）与拟杆菌门、普氏菌属（*Prevotella*）呈正相关，与经黏液真杆菌属呈负相关。脂多糖（LPS）与经黏液真杆菌属呈负相关。瘦素（LEP）与粪杆菌属（*Faecalibacterium*）呈正相关。该结果表明肠道菌群与 T2DM 不同分期的代谢指标具有特定的关联（见表 10-5）。

表 10-5　T2DM 患者代谢指标、肠道菌群与短链脂肪酸的相关性

N=70		Variables	BMI	FBG	TC	TG	HDL	LDL	UA	LPS	GLP-1	LEP	INS	PYY
肠道菌群门水平		Firmicutes	-0.344**	-0.268*	0.036	-0.314**	0.256*	0.073	-0.218	-0.227	-0.017	0.036	0.211	-0.152
		Bacteroidota	0.374**	0.266*	-0.034	0.305*	-0.364**	0.069	0.353**	0.344	-0.09	0.24	-0.126	0.154
		Actinobacteriota	-0.041	0.090	-0.081	-0.059	-0.006	-0.159	0.060	0.134	-0.001	0.282	-0.011	-0.009
		Proteobacteria	0.262*	0.118	0.029	0.200	-0.173	0.016	-0.064	0.175	-0.184	-0.093	-0.116	0.095
肠道菌群属水平		Bacteroides	0.323*	0.360**	0.001	0.155	-0.199	-0.033	0.094	0.231	-0.026	0.245	-0.324	0.095
		Prevotella	0.161	0.088	-0.044	0.099	-0.225	0.089	0.242*	0.299	-0.2	0.093	0.082	0.232
		Bifidobacterium	-0.074	0.016	-0.051	0.000	0.052	-0.185	0.027	0.032	-0.103	0.189	-0.048	0.04
		Blautia	-0.211	-0.252*	-0.004	-0.403**	0.358**	-0.034	-0.358**	-0.51**	0.223	-0.233	-0.118	-0.218
		Faecalibacterium	-0.061	0.029	0.094	-0.013	-0.111	0.106	-0.073	0.242	-0.255	0.532**	0.318	0.239
短链脂肪酸		Acetic acid	0.011	-0.067	0.041	0.024	0.073	-0.088	-.161	-0.072	0.379	-0.307	0.302	-0.155
		Propanoic acid	-0.058	-0.311	-0.032	-0.148	0.172	-0.060	-.109	0.127	0.456	-0.032	-0.075	-0.024
		Butyric acid	-0.028	-0.088	0.088	0.109	-0.252	0.066	0.048	0.344	0.473	0.304	0.452	-0.056

续表

N=70	Variables	BMI	FBG	TC	TG	HDL	LDL	UA	LPS	GLP-1	LEP	INS	PYY
短链脂肪酸	Valeric acid	-0.037	0.085	0.018	0.052	-0.224	0.106	0.239	0.185	0.516	0.393	0.327	0.097
	Hexanoic acid	-0.137	0.220	0.053	0.089	-0.129	0.057	0.120	0.025	0.170	0.068	0.302	0.160
	Isobutyric acid	-0.068	-0.004	0.052	-0.163	-0.064	0.194	0.055	-0.041	0.357	0.489	0.126	0.049
	Isovaleric acid	-0.090	-0.005	-0.087	-0.232	-0.075	0.131	0.168	-0.036	0.198	0.486	0.075	-0.178

BMI: 身体质量指数; FPG: 空腹血糖; TC: 总胆固醇; TG: 甘油三酯; HDL: 高密度脂蛋白; LDL: 低密度脂蛋白; UA: 尿酸; LPS: 脂多糖; GLP-1: 胰高血糖素样肽-1; LEP: 瘦素; INS: 胰岛素; PYY: 肽YY(胃肠道肽类激素)。

Firmicutes: 厚壁菌门; Bacteroidota: 拟杆菌门; Actinobacteriota: 放线菌门; Proteobacteria: 变形菌门; Bacteroides: 拟杆菌属; Prevotella: 普氏菌属; Bifidobacterium: 双歧杆菌属; Blautia: 经黏液真杆菌属; Faecalibacterium: 类杆菌属; Acetic acid: 乙酸; Propanoic acid: 丙酸; Butyric acid: 丁酸; Valeric acid: 戊酸; Hexanoic acid: 己酸; Isobutyric acid: 异丁酸; Isovaleric acid: 异戊酸。

$*p<0.05$; $**p<0.01$。

10.1.6　结论

对 T2DM 患者及健康人群进行肠道菌群的研究发现：与健康组相比，糖尿病组拟杆菌门（Bacteroidetes）的丰度均增加，而发病 10 年以内的糖尿病组（DMa 和 DMb）厚病菌门（Firmicutes）的相对丰度均降低。T2DM 在不同阶段的发病率与肠道菌群组成有关。患者的 BMI、FBG、TG 和 HDL 等代谢指标与不同的菌属表现出一定的相关性。这一发现为制定调整肠道微生物群以控制代谢性疾病的策略提供了关键依据。

10.2　新型合生元干预 2 型糖尿病的效果研究

10.2.1　研究背景

10.2.1.1　T2DM 的危害和靶向膳食干预治疗

T2DM 对患者的危害不仅在于它本身，其带来的并发症更能给患者带来不良危害。根据《全国住院糖尿病患者慢性并发症及相关大血管病变回顾性分析》，结果显示中国 T2DM 并发症结果如下：脑血管病 12.2%、眼部疾患 34.3%、肾脏病 33.6%、神经病变 60.3%、心血管病变 15.9%、血压不正常 31.9%、下肢血管病变 5.0%，糖尿病并发症并发率高达 73.2%，这一数据显示了 T2DM 并发症的严峻形势（中华医学会糖尿病学会糖尿病慢性并发症调查组，2003）。

总体来说，中国 T2DM 患者中，三分之二患者有神经病变、三分之一患者有眼部并发症、三分之一患者引发了高血压、三分之一患者诱发了心血管疾病。具体并发症如下：糖尿病乳酸性酸中毒、皮肤感染、泌尿系感染、肾脏病变、神经病变、心血管病变、结核、糖尿病眼病、糖尿病酮症酸中毒及昏迷、性功能障碍、糖尿病足、糖尿病引起脑部并发症（Faselis et al.，2020；Stolar，2010）。

越来越多的证据表明肠道菌群与 T2DM 的发生密切相关。膳食中添加益生元或合生素可改善 T2DM 患者的脂质代谢和葡萄糖稳态，并增强抗氧化酶活性（Verma et al.，2013）。T2DM 的靶向膳食干预治疗详见第 5 章。本节将探讨一种新型合生元在动物模型中治疗 T2DM 的有效性。

10.2.1.2　靶向膳食干预 T2DM 的合生元组分

1. L-阿拉伯糖

L-阿拉伯糖是一类有机化合物，常与其他单糖结合，以杂多糖的形式存在于植物果浆、胶体、半纤维素、果胶酸，松柏科树木心材，细菌多糖，以及某些糖苷中，也叫做果胶糖、树胶醛糖、阿戊糖，我们所使用的阿拉伯糖是从阿拉伯树提炼出来的左旋单糖(Inoue et al., 2000)。L-阿拉伯糖由于可以阻断蔗糖代谢转化，在减肥和糖尿病的控制方面有着十分重要的作用。L-阿拉伯糖在食品和医药方面主要有三个作用：一是抑制水解双糖的酶，从而抑制蔗糖被肠道吸收，抑制在蔗糖酶的作用下分解为葡萄糖和果糖，防止血糖升高(Seri et al., 1996)。其次，由于 L-阿拉伯糖对双糖水解酶的抑制作用，在小肠内未分解的蔗糖在大肠内被微生物分解产生大量有机酸，抑制肝脏脂肪的合成，再加上 L-阿拉伯糖对蔗糖在小肠吸收的抑制作用，减少了体内新脂肪的生成；另外 L-阿拉伯糖也可以改变肌肉纤维，在一定程度上能够抑制脂肪组织生长(Osaki et al., 2001)。最后，适量摄入 L-阿拉伯糖能够促进肠道双歧杆菌的生长，有助于改善肠道活力，促进肠道蠕动，从而对肠道腹泻产生积极的作用。总而言之，L-阿拉伯糖在预防"三高"、预防便秘和减肥方面有着良好的促进效果(Inger et al., 2011)。

2. 乳果糖

乳果糖也是一类有机化合物，也被称为 4-O-β-D-吡喃半乳糖基-D-果糖，是一种由半乳糖和果糖组成的双糖，为黄色透明的黏稠液体，在自然界中不存在，通常以糖浆产品的形式出现(Olano, Corzo, 2009)。乳果糖具有重要的生理和药理功能，广泛应用于临床医药、保健品、食品添加剂等领域。乳果糖在服用后不会被吸收，原样到达结肠，在结肠中被消化道的菌群分解为低分子量有机酸，通过保持水分导致肠道 pH 值降低和粪便量增加，刺激结肠蠕动，保持大便通畅，缓解便秘(Zentek et al., 2002)。但乳果糖的使用需要注意控制剂量，过度服用会导致腹痛和腹泻。

3. 植物乳杆菌

植物乳杆菌是一类常见且分布广泛的乳酸菌，革兰氏阳性，无芽孢，化能异养菌，能产生有机酸，主要代谢产物为乙酸、琥珀酸和乳酸。最早发现于唾液，在酸菜、泡菜、乳制品等许多发酵食物中都能发现它的身影。并且在哺乳动物和人类口腔、胃肠道等环境中生长（Seddik，et al.，2017）。

植物乳杆菌是一种天然的抗氧化剂，具有抗癌、抗炎、抗肥胖和抗糖尿病的特性。植物乳杆菌具有多种对人体有利的功能，能够抑制致病菌生长并促进益生菌的生长，维持肠道菌群平衡，改善肠道微环境，促进营养物质的吸收；缓解乳糖不耐受（Devries et al.，2006）。此外，还能调节机体免疫功能。植物乳杆菌具有免疫调节等多种保健功能，不仅能降低血清胆固醇含量，预防心血管疾病，还能抑制肿瘤细胞的形成。植物乳杆菌也可降低血清胆固醇含量，具有降血脂功能，能够显著降低胰腺和血浆脂肪酶活性（Cammarota et al.，2009）。

植物乳杆菌是一种耐酸、耐碱的厌氧菌，能耐受不同范围的盐溶液，包括胆汁缓冲液，能适应 pH 值范围在 4.0~8.0 的环境，并且对许多抗生素都具有抗性，可以在肠道微环境中定植，保证其稳定和长期的功能，这也是植物乳杆菌优于其他降乳酸乳酸菌的地方，植物乳杆菌这种特性都是安全的，对人体无害，出现副作用的情况十分少见（Grover et al.，2013）。

10.2.2　研究内容

验证一种由乳果糖、阿拉伯糖和植物乳杆菌组成的新型合生元制剂，在 T2DM 小鼠模型中治疗 T2DM 的有效性。

10.2.2.1　小鼠分组与建模

实验小鼠均使用 7 周龄 SPF 级雄性昆明小鼠，共 60 只，控制湿度在 50%，温度 25℃，每日光照 12h，黑暗 12h，垫料一周更换 2 次，适应性饲养一周，期间自由饮食。1 周后，随机挑选 10 只小鼠作为空白对照组，其他小鼠构建 T2DM 小鼠模型。给小鼠喂食高脂肪饮食（即 10%蛋黄、10%猪油、1%胆固醇、0.2%胆盐和 78.8%基础饮食）一个月。禁食一晚后，继续给予小剂量四氧嘧啶（90 mg/kg，腹腔注射）。2 天后，空腹 8h，尾静脉采血测定血糖水平。确定血糖值 ≥ 11mmol/L 的小鼠为 T2DM 模型，成功构建 T2DM 实验动物模型，随机挑选 10 只作为模型对照组。另外 40 只，分别分为实验给药组、对照给药组 1~3 组，每组

10 只, 不同小鼠均分笼饲养, 并使用耳标法对笼中小鼠进行标记。实验周期为三个月, 空白实验组饲喂普通低脂对照饲料, 其他组饲喂高脂肪饲料。实验期间, 取益生元组合粉, 按相当于 10g/kg 的剂量配制成益生元组合水溶液, 每天早晨根据小鼠体重灌胃 0.2 mL/10g。模型对照组和空白对照组灌胃等量生理盐水。以下是实验组和对照组各自的合生元构成比例, 见表 10-6。

表 10-6 实验分组及各组合生元构成比例

实验分组	合生元构成部分	饲料
实验给药组	30%乳果糖 30%阿拉伯糖 40%植物乳杆菌 CGMCC 8198	高脂饲料
对照给药组 1	60%乳果糖 40%植物乳杆菌 CGMCC 8198	高脂饲料
对照给药组 2	60%阿拉伯糖 40%植物乳杆菌 CGMCC 8198	高脂饲料
对照给药组 3	30%乳果糖 30%阿拉伯糖	高脂饲料
模型对照组	40%植物乳杆菌 CGMCC 1258	高脂饲料
空白对照组	—	低脂饲料

10.2.2.2 生理指标测定

在相应时间点测量小鼠的体重(Wt)、空腹血糖(FBG)、总胆固醇(TC)、甘油三酯(TG)等生理指标。

10.2.3 结果与分析

T2DM 模型小鼠按照表 10-6 进行喂养, 于给药前、给药 4 周、给药 8 周、给药 12 周分别测定小鼠的空腹血糖(FBG)、总胆固醇(TC)、甘油三酯(TG)和体重(Wt)。

通过实验结果(表 10-7 至表 10-10, 图 10-3)可以看出, 乳果糖、阿拉伯糖和植物乳杆菌组成的合生元组合能够显著改善 T2DM 小鼠的糖脂代谢, 显著降低了血糖和血脂水平, 与模型对照组相比, 实验组小鼠的体重明显减轻。通过对对照给药组 1~3 组的分析，发现合生元组合一旦缺乏乳果糖和阿拉伯糖或使用其他植物乳杆菌菌株都会影响疗效。这种合生元组合不仅可以增加益生菌的丰度，促进其生长，同时也能抑制有害微生物群，使肠道微环境恢复到更健康的状态。益生菌代谢产物能有效调节 T2DM 小鼠的血糖、血脂等代谢指标，保证机体维持正常的代谢和免疫功能，从而提高临床治疗效果。由乳果糖、阿拉伯糖和乳杆菌组成的合生元不仅可以改善 T2DM 的疗效，也为研究肠道微生物群之间的相互作用的分子机制和代谢功能的研究提供了进一步的理论支持。

表 10-7　合生元对 T2DM 小鼠空腹血糖（FBG）的影响（$n=10$，$x \pm s$）

分组	空腹血糖（mmol/L）			
	给药前	给药 4 周	给药 8 周	给药 12 周
空白对照组	7.13±1.10	7.35±0.92	7.58±0.55	7.51±0.38
模型对照组	17.32±2.09	19.28±2.01	21.62±1.09	23.90±1.39
实验给药组	17.80±1.46	15.10±1.73	14.37±1.03	13.25±1.46
对照给药组 1	17.12±1.09	17.37±1.69	17.93±1.11	18.27±1.31
对照给药组 2	16.89±1.56	17.30±0.99	18.86±1.37	19.09±1.90
对照给药组 3	17.56±1.77	17.80±1.13	17.33±1.95	17.21±1.28

表 10-8　合生元对 T2DM 小鼠总胆固醇（TC）的影响（$n=10$，$x \pm s$）

分组	总胆固醇（mmol/L）			
	给药前	给药 4 周	给药 8 周	给药 12 周
空白对照组	3.57±0.56	3.69±0.48	3.49±0.38	3.56±0.42
模型对照组	5.68±0.78	7.29±0.97	8.83±0.58	9.58±0.48
实验给药组	5.76±0.63	5.80±0.72	6.03±0.68	6.18±0.53
对照给药组 1	5.35±0.87	5.62±0.58	6.78±0.53	7.37±0.58
对照给药组 2	5.46±0.81	6.36±0.75	7.12±0.78	7.78±0.53
对照给药组 3	5.61±0.59	5.99±0.59	6.65±0.71	7.02±0.50

表 10-9 合生元对 T2DM 小鼠甘油三酯(TG)的影响($n=10$，$x\pm s$)

分组	甘油三酯(mmol/L)			
	给药前	给药 4 周	给药 8 周	给药 12 周
空白对照组	0.81±0.21	0.76±0.10	0.83±0.18	0.80±0.07
模型对照组	1.76±0.42	1.95±0.39	2.32±0.37	2.51±0.32
实验给药组	1.62±0.20	1.69±0.38	1.71±0.33	1.80±0.25
对照给药组 1	1.63±0.35	1.86±0.31	2.01±0.31	2.29±0.23
对照给药组 2	1.70±0.36	1.92±0.37	2.05±0.29	2.17±0.27
对照给药组 3	1.76±0.38	1.80±0.26	1.89±0.36	2.03±0.19

表 10-10 合生元对 T2DM 小鼠体重的影响($n=10$，$x\pm s$)

分组	体重(g)			
	给药前	给药 4 周	给药 8 周	给药 12 周
空白对照组	36.10±3.28	38.01±3.09	39.26±3.45	41.33±3.11
模型对照组	35.29±3.14	40.09±3.89	42.18±3.54	45.90±3.47
实验给药组	35.94±2.89	35.37±3.56	34.57±3.83	34.08±3.81
对照给药组 1	36.09±2.90	38.57±3.21	39.08±3.21	39.88±2.59
对照给药组 2	35.53±3.11	36.19±2.89	37.52±3.08	38.98±2.78
对照给药组 3	36.58±3.29	36.90±3.87	36.67±3.58	36.38±3.12

10.2.4 结论与展望

上述研究表明：一种由乳果糖、阿拉伯糖和植物乳杆菌所组成的新型合生元能够有效地改善 T2DM 小鼠的血糖、胆固醇、甘油三酯水平，降低 T2DM 小鼠的体重。

通过合生元调节肠道微生态是一种有十分有潜力的 T2DM 治疗手段，合生元治疗 T2DM 已经得到了研究者们的重视。根据合生元的不同特性，选出不同的组合和合适的配比去调节病患的肠道微生物稳态，从而改善 2 型糖尿病，这在理论上是可行的，很多研究也证实了这一点。随着对肠道菌群、合生元和 T2DM 的研

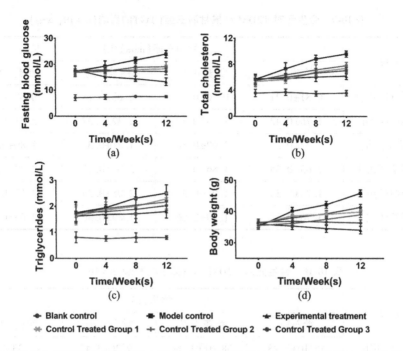

合生元组合对糖尿病小鼠空腹血糖（a）；总胆固醇（b）；甘油三酸酯（c）；体重（d）的影响（n=10）。空白对照组由野生型小鼠组成，喂食普通饮食和生理盐水；模型对照组为 T2DM 模型小鼠，高脂饮食加生理盐水；实验给药组和对照给药组 1~3 组为 T2DM 模型小鼠，灌胃 10g/kg 的合生元水溶液。以上数据为三个独立实验的代表性数据，以均数±标准差表示。

图 10-3　合生元对 T2DM 小鼠糖脂代谢的影响

究不断开展，有研究者提出干预肠道微生态可能是今后糖尿病防治领域的重要手段之一。合生元通过产生短链脂肪酸调节免疫系统，从而改善葡萄糖稳态（Asemi et al.，2013；Shakeri et al.，2014）。然而，由于短链脂肪酸的产生和发酵的进行，高剂量的合生元可能会导致患者产生不良反应，如腹胀和肠胃气胀。因此需要调控好合生元的用量以及益生菌和益生元的合适比例。本研究找到了一个比较合理的合生元配比并取得了良好的治疗效果：该合生元组合能够明显改善 T2DM 小鼠的糖脂代谢，显著降低血糖和血脂水平，同时能够有效降低小鼠体重。

将这种合生元组合运用到临床治疗中，可通过这种组合方式去改善 T2DM 患者的血糖和血脂水平，降低体重，减轻副作用。对于正常人，也可以使用该合生元来控制体重，保持健康的状态，如图 10-4 所示。

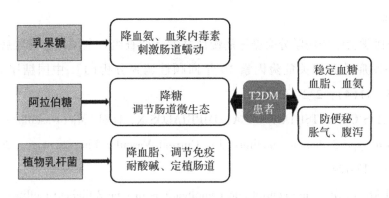

图 10-4　新型合生元治疗 T2DM 的作用机制

　　T2DM 的患病率越来越高，如今全球平均每十个人里就有一个人患糖尿病，尤其是在一些饮食结构不太合理的国家该比例会更高，我们必须重视起来，提前预防是最有效也是最安全的控制方法。16S rRNA、基于聚合酶链反应变性的梯度凝胶电泳、元基因组学、元转录组学、微阵列等新技术有助于探索更加广泛的肠道微生物种类（Arumugam et al.，2011；Leylabadlo et al.，2020）。研究肠道微生物微环境与 T2DM 的机制也是迫切要去解决的，当弄清楚两者之间的机制时，就能从肠道微环境入手找到新的治疗方法，也可以通过肠道微环境稳态的测定提前干预 T2DM 的发生。合生元能够调控肠道菌群使其维持稳态的特点给 T2DM 的治疗研究提供了一个新的方向。

本章参考文献

［1］ZHANG X，ZHANG M，ZHAO Z，et al. Geographic variation in prevalence of adult obesity in China：Results from the 2013—2014 national chronic disease and risk factor surveillance［J］. Annals of Internal Medicine，2020，172（4）：291-293.

［2］FRANKS P W，MCCARTHY M I. Exposing the exposures responsible for type 2 diabetes and obesity［J］. Science，2016，354（6308）：69-73.

[3]ZHENG Y, LEY SH, et al. Global aetiology and epidemiology of type 2 diabetes mellitus and its complications[J]. Nature Reviews Endocrinology, 2018, 14: 88-98.

[4]中华医学会糖尿病学分会糖尿病慢性并发症调查组. 全国住院糖尿病患者慢性并发症及其相关危险因素 10 年回顾性调查分析[J]. 中国糖尿病杂志, 2003, 11(4): 232-232.

[5]FASELIS C, KATSIMARDOU A, IMPRIALOS K, et al. Microvascular complications of type 2 diabetes mellitus[J]. Current Vascular Pharmacology, 2020, 18 (2): 117-124.

[6]STOLAR M. Glycemic control and complications in type 2 diabetesmellitus[J]. The American journal of medicine, 2010, 123(3): S3-S11.

[7]VERMA S, SAGAR N, VATS P, et al. Antioxidant enzyme levels as markers for type 2 diabetes mellitus[J]. International Journal of Bioassays, 2013, 2(4): 685-690.

[8]INOUE S, SANAI K, SERI K, et al. Effect of L-arabinose on blood glucose level after ingestion of sucrose-containing food in human[J]. Nipponyo Shokuryo Gakkaishi, 2000, 53(6): 243-247.

[9]SERI K, SANAI K, MATSUO N, et al. L-arabinose selectively inhibits intestinal sucrase in an uncompetitive manner and suppresses glycemic response after sucrose ingestion in animals[J]. Metabolism-clinical & Experimental, 1996, 45(11): 1368-1374.

[10]OSAKI S, KIMURA T, SUGIMOTO T, et al. L-arabinose feeding prevents increases due to dietary sucrose in lipogenic enzymes and triacylglycerol levels in rats[J]. Journal of Nutrition, 2001, 131(3): 796-799.

[11]Inger K M, Ole H, Inge T, et al. The effects of L-arabinose on intestinal sucrase activity: dose-response studies in vitro and in humans[J]. American Journal of Clinical Nutrition, 2011, 94(2): 472-478.

[12]OLANO A, CORZO N. Lactulose as a food ingredient[J]. Journal of the Science of Food and Agriculture, 2009, 89(12): 1987-1990.

[13]ZENTEK J, MARQUART B, PIETRZAK T. Intestinal effects of mannano-ligosaccharides, transgalactooligosaccharides, lactose and lactulose in dogs[J]. The Journal of nutrition, 2002, 132(6): 1682S-4S.

[14]SEDDIK H A, BENDALI F, GANCEL F, et al. Lactobacillus plantarum and its probiotic and food potentialities[J]. Probiotics and Antimicrobial Proteins, 2017, 9: 111-122.

[15]DE VRIES M C, VAUGHAN E E, KLEEREBEZEM M, et al. Lactobacillus plantarum—survival, functional and potential probiotic properties in the human intestinal tract[J]. International Dairy Journal, 2006, 16(9): 1018-1028.

[16]CAMMAROTA M, DE ROSA M, STELLAVATO A, et al. In vitro evaluation of Lactobacillus plantarum DSMZ 12028 as a probiotic: emphasis on innate immunity[J]. International Journal of Food Microbiology, 2009, 135(2): 90-98.

[17]GROVER S, SHARMA V K, MALLAPA R H, et al. Draft genome sequence of Lactobacillus plantarum strain Lp91, a promising Indian probiotic isolate of human gut origin[J]. Genome Announcements, 2013, 1(6): e00976-13.

[18]ASEMI Z, ZARE Z, SHAKERI H, et al. Effect of multispecies probiotic supplements on metabolic profiles, hs-CRP, and oxidative stress in patients with type 2 diabetes[J]. Annals of Nutrition & Metabolism, 2013, 63(1-2): 1-9.

[19]SHAKERI H, HADAEGH H, ABEDI F, et al. Consumption of synbiotic bread decreases triacylglycerol and VLDL levels while increasing HDL levels in serum from patients with type-2 diabetes[J]. Lipids, 2014, 49: 695-701.

[20]ARUMUGAM M, RAES J, PELLETIER E, et al. Enterotypes of the human gut microbiome[J]. Nature, 2011, 473(7346): 174-180.

[21]LEYLABADLO H E, SANAIE S, HERAVI F S, et al. From role of gut microbiota to microbial-based therapies in type 2-diabetes[J]. Infect Genet Evol, 2020, 81: 104268.

[22]LINDSTROM J, TUOMILEHTO J J D C. The diabetes risk score: a practical tool to predict type 2 diabetes risk[J]. Diabetes Care, 2003, 26(3): 725-731.

附录　缩略语和名词术语(英中对照)

第 1 章　导论

缩略语	英中全称
CDS	Chinese Diabetes Society，中华医学会糖尿病学分会
DASH	Dietary approaches to stop hypertension，终止高血压膳食
IDF	International Diabetes Federation，国际糖尿病联盟
MS	Metabolic syndrome，代谢综合征

第 2 章　膳食干预的理论基础

缩略语	英中全称
BMDC	Bonemarrow-derived dendritic cells，骨髓来源树突状细胞
CD	Clusters of Differentiation，分化簇
FOXO	Forkhead box protein O，叉头框蛋白 O
FTO	Fat mass and obesity-associated protein，脂肪含量和肥胖相关蛋白
GSH-Px	Glutathione peroxidase，谷胱甘肽过氧化物酶

缩略语	英中全称
HBV	Hepatitis B virus，乙型肝炎病毒
mTOR	Mammalian target of rapamycin;，哺乳动物雷帕霉素靶蛋白
NDV	Newcastle disease virus，新城疫病毒
PJPS1-A	Panax japonicus polysaccharides 1-A，珠子参多糖 1-A
SeGSH-Px	Selenium-dependent glutathione peroxidase，硒依赖性谷胱甘肽过氧化物酶
SOD	Superoxide Dismutase，超氧化物歧化酶

第 3 章　代谢综合征

缩略语	英中全称
ADF	Alternate-day fasting，隔日禁食
ALT	Alanine transaminase，谷丙转氨酶
BMI	Body mass index，身体质量指数或体重指数
CRD	Calorie-restricted diet，限制能量平衡膳食
DASH	Dietary approaches to stop hypertension，抗高血压饮食
FPG	Fasting plasma glucose，空腹血糖
GI	Glycemic index，血糖生成指数
GM	Gut microbiota，肠道微生物区系
HbA2	Hemoglobin-A2，血红蛋白 A2
HPD	High protein diet，高蛋白膳食模式
hs-CRP	Hypersensitive C-reactive protein，超敏 C 反应蛋白
IDF	International Diabetes Federation，国际糖尿病联盟

缩略语	英中全称
IF	Intermittent fasting，轻断食膳食模式
KD	Ketogenic-diet，生酮饮食
LCD	Low carbohydrate diet，低碳水化合物饮食
MAFLD	Metabolic associated fatty liver disease，代谢相关脂肪性肝病
MD	Mediterranean diet，地中海饮食
MS	Metabolic syndrome，代谢综合征
NAFLD	Non-alcoholic fatty liver disease，非酒精性脂肪性肝病
NCEP-ATP Ⅲ	National Cholesterol Education Program-Adult Treatment Panel Ⅲ，美国国家胆固醇教育计划成人治疗组第三次指南
RBP4	Retinol binding protein 4，黄醇结合蛋白 4
TRF	Time-restricted feeding，限时进食
WHO	World Health Organization，世界卫生组织

第 4 章 膳食功能因子肠道微生态作用机制

缩略语	英中全称
BLP	Bioengineered *Lactobacillus* probiotic，生物工程益生乳杆菌
CCL	Chemokine C-C motif ligand，趋化因子 CC 配体
CD	Cluster of differentiation，分化抗原
CpG DNA	非甲基化的胞嘧啶鸟嘌呤二核苷酸 DNA 序列
EcN	*E. coli* Nissle，大肠埃希菌

缩略语	英中全称
FOS	Fructo-oligosaccharide, 低聚果糖
Foxp3	Forkhead box protein 3, 叉头框蛋白 P3
GOS	Galacto-oligosaccharide, 低聚半乳糖
GPCRs	Gprotein-coupled receptors, G 蛋白偶联受体
HT-29	Human colon cancer cells, 肠上皮细胞 HT29
IBD	Inflammatory bowel disease, 炎症性肠道疾病
IBS	Irritable bowel syndrome, 肠易激综合征
ICAM 1	Intercellular cell adhesion molecule-1, 细胞间黏附分子-1
IFN-γ	Interferon γ, 干扰素 γ
Ig	Immunoglobulin, 免疫球蛋白
IL	Interleukin, 白细胞介素
LAP	*Listeria* adhesion protein, 李斯特菌黏附蛋白
LGG	*Lactobacillus rhamnosus* LGG, 鼠李糖乳杆菌 LGG
Lm	*Listeria monocytogenes*, 李斯特菌
LPS	Lipopolysaccharide, 脂多糖
MAPK	Mitogen-activated protein kinase, 丝裂原活化蛋白激酶
MUC	Recombinant Mucin, 黏蛋白
NF-κB	Nuclear factor kappa-B, 核因子 κB
NK	Natural killer, 自然杀伤
NO	Nitric oxide, 一氧化氮
NOD2	Nucleotide-binding oligomerization domain 2, 核苷酸寡聚结构域 2
NOS	Nitric oxide synthase, 一氧化氮合酶
OmpAI	Outer membrane protein Aeromonas veronii, 外膜蛋白 AI

缩略语	英中全称
OSCs	Oligosaccharides，寡糖
PGE2	Prostaglandin E2，前列腺素 E2
PPAR γ	Peroxisome proliferator-activated receptor γ，过氧化物酶体增殖物激活受体 γ
RAR	Retinoic receptor，维甲酸受体
RORγ	Retinoic acid receptor-related orphan receptor γ，维甲酸受体相关孤儿受体 γ
Th	T helper cell，辅助性 T 细胞
TJs	Tight junctions，紧密连接
TLR4	Toll-like receptor 4，Toll 样受体 4
TNF-α	Tumor necrosis factor α，肿瘤坏死因子 α
Treg	Regulatory T cells，调节性 T 细胞
VCAM 1	Recombinant vascular cell adhesion molecule 1，血管细胞黏附分子 1
ZO-1	Zonula occludens-1，紧密连接蛋白-1

第 5 章　糖尿病的靶向膳食干预

缩略语	英中全称
BBR	Berberine，小檗碱
BMI	Body mass index，身体质量指数
CDS	Chinese Diabetes Society，中华医学会糖尿病学分会
CFA/I	Colonization factor antigen I，定植因子抗原 I

缩略语	英中全称
CGL	Congenital generalized lipodystrophy，先天性全身性脂肪萎缩症
DM	Diabetes mellitus，糖尿病
EPS	Exopolysaccharides，胞外多糖
FPG	Fasting plasma glucose，空腹血糖
GADA	Glutamate decarboxylase antibody，谷氨酸脱羧酶抗体
GDM	Gestational diabetes mellitus，妊娠期糖尿病
GI	GlycemicIndex，血糖指数
GL	Glycemic load，血糖负荷
HbA1c	Glycated haemoglobin，糖化血红蛋白
HLA	Human leukocyte antigen，人类白细胞抗原
HMO	Human milk oligosaccharides，人乳寡糖
IA-2A	Tyrosine phosphatase-like protein antibody，人胰岛抗原 2 抗体/蛋白酪氨酸磷酸酶抗体
IAA	Insulin autoantibody，胰岛素自身抗体
ICA	Islet cell antibody，胰岛细胞抗体
IDS	Immunology of Diabetes Society，糖尿病免疫协会
INSR	Insulin receptor，胰岛素受体基因
LADA	Latent autoimmune diabetes in adults，成人隐匿性自身免疫性糖尿病
LDL-C	Low density lipoprotein cholesterol，低密度脂蛋白胆固醇
MODY	Maturity-onset diabetes of the young，青少年成人型糖尿病
NIDDM	Noninsulin dependent diabetes mellitus，非胰岛素依赖型糖尿病

缩略语	英中全称
PSS	Saponin of Rhizoma Polygonati，黄精皂苷
ROS	Reactive oxygen species，活性氧
SCFA	Short chain fatty acid，短链脂肪酸
SDM	Secondary diabetes mellitus，继发性糖尿病
SRRP	Stevia rebaudiana roots polyfructose，水溶性菊粉型果聚糖
T1DM	Diabetes mellitus type 1，1 型糖尿病
T2DM	Diabetes mellitus type 2，2 型糖尿病
TC	Total cholesterol，总胆固醇
Treg	Regulatory T cell，调节性 T 细胞
WHO	World Health Organization，世界卫生组织
ZnT8A	Zinc transporter 8 antibody，锌转运体 8 抗体

第 6 章 肥胖的靶向膳食干预

缩略语	英中全称
5-HT	5-Hydroxytryptamine，5-羟色胺
AACE/ACE	American Association of Clinical Endocrinologists/ American College of Endocrinology，美国临床内分泌医师协会/美国内分泌学会
ABCD	Adiposity based chronic disease，基于脂肪增多的慢性病
ABSI	A body shape index，身体形态指数
ACC1	Acetyl-CoA carboxylase 1，乙酰辅酶 A 羧化酶
AMPK	AMP-activated protein kinase，单磷酸腺苷激酶
BIA	Bioelectrical impedance analysis，生物电阻抗分析法

缩略语	英中全称
BMI	Body mass index，身体质量指数
CGN	Carrageenan，卡拉胶
CT	Computed Tomography，电子计算机断层扫描
DA	Dopamine，多巴胺
DEXA	Dual Energy X-ray Absorptiometry，双能 X 线吸收法
FAS	Fatty acid synthase，脂肪酸合成酶
FIAF	Fasting-induced adipocyte factor，脂肪细胞因子
GABA	γ-Aminobutyricacid，γ 氨基丁酸
GLP-1	Glucagon-like peptide-1，胰高血糖素样肽
GLUT4	Glucose transporter type 4，葡萄糖转运蛋白 4
IBD	Inflammatory bowel disease，炎性肠病
IKK	IκB kinase，IκB 激酶
IL	Interleukin，白细胞介素
ISAPP	International Scientific Association for Probiotics and Prebiotics，国际益生菌和益生元科学协会
lcFOS	Long chain fructooligosaccharide，长链低聚果糖
LPL	Lipoprotein lipase，脂蛋白脂肪酶
LPS	Lipopolysaccharide，脂多糖
PN	Postnatal day，产后日
PPAR-γ	peroxisome proliferator-activated receptor γ，过氧化物酶体增殖物激活受体 γ
PYY	Peptide-YY，肽 YY(胃肠道肽类激素)
ROS	Reactive oxygen species，活性氧
SCFAs	Short chain fatty acids，短链脂肪酸

缩略语	英中全称
scGOS	Short chain galactose oligosaccharide，短链低聚半乳糖
SFA	Subcutaneous fat area，皮下脂肪面积
TG	Triglyceride，甘油三酯
TLR	Toll-like receptor，Toll 样受体
TNF	Tumor necrosis factor，肿瘤坏死因子
VFA	Visceral fat area，内脏脂肪面积
WHO	World Health Organization，世界卫生组织
ZO-1	Zonula Occluden 1，紧密连接蛋白 1

第 7 章 脂肪肝的靶向膳食干预

缩略语	英中全称
ACC	Acetyl CoA carboxylase，乙酰辅酶 A 羧化酶
AFLD	Alcoholic fatty liver disease，酒精性脂肪肝
ALT	Alanine transaminase，丙氨转氨酶
AMPK	adenosine 5'-monophosphate （AMP）-activated protein kinase，腺苷 5'-单磷酸激活蛋白激酶
ApoER2	Apolipoprotein E receptor 2，载脂蛋白 E 受体 2
AST	Glutamic oxaloacetic transaminase，谷草转氨酶
BAX	BCL2 associated X，凋亡蛋白 Bcl2 关联 X 蛋白
BSH	Bile salt hydrolase，胆盐水解酶
CaMKK	Calmodulin-dependent protein kinase kinase，钙调素依赖的蛋白激酶激酶

缩略语	英中全称
CDAAH	Choline-deficient, l-amino acid-defined, high-fat, 胆碱缺乏型、l-氨基酸定义的、高脂肪
CLW	Hot water extract (CLW) of Curcuma longa L, 姜黄的热水提取物
Col1A1	CollagentypeIalpha1, α1-1 型胶原基因
CPT-1a	Carnitine Palmitoyltransferase 1a, 肉毒碱棕榈酰基转移酶 1a
CT	Computed Tomography, 电子计算机断层扫描
DSG	Diosgenin, 薯蓣皂苷原
FASN	Fatty acid synthase, 脂肪酸合成酶
FGF15	Fibroblast growth factor 15, 成纤维细胞生长因子 15
FOS	Fructooligosaccharide, 低聚果糖
FXR	Farnesoid Xreceptor, 法尼酯 X 受体
GSH-Px	Glutathione peroxidase, 谷胱甘肽过氧化物酶
HDL-C	High-density lipoprotein cholesterol, 高密度脂蛋白胆固醇
HepG2	Human hepatocellular carcinomas, 人肝癌细胞
HFD	High fat diet, 高脂饮食
HFHFD	High Fat and high fructose diet, 高脂高糖饮食
HO-1	Heme oxygenase 1, 血红素加氧酶 1
IFN-γ	Interferon gamma, 干扰素 γ
IL	Interleukin, 白细胞介素
JNK	c-Jun N-terminal kinase, c-JunN 末端激酶
LDL-C	Low density lipoprotein cholesterol, 低密度脂蛋白胆固醇
LPS	Lipopolysaccharide, 脂多糖

缩略语	英中全称
MDA	Malondialdehyde，丙二醛
mTOR	Mammalian target of rapamycin，哺乳动物西罗莫司靶蛋白
NAFLD	Nonalcoholic fatty liver disease，非酒精性脂肪肝
NAS	NAFLD Activity Score，非酒精性脂肪肝病活动评分
NASH	Nonalcoholic steatohepatitis，非酒精性脂肪肝炎
NF-κB	Nuclear factor Kappa-B，核因子 κB
NKT	Natural killer T cells，自然杀伤 T 细胞
NLRP3	NOD-like receptor thermal protein domain associated protein 3，NOD 样受体热蛋白结构域相关蛋白 3
Nrf2	Nuclear erythroid 2-related factor 2，核转录因子红系 2 相关因子 2
p-AMPK	Phosphor-adenosine 5′-monophosphate （AMP）-activated protein kinase，磷酸腺苷 5′-单磷酸激活蛋白激酶
PASK	Per-Arnt-Sim kinase，Per-Arnt-Sim 激酶
PCPE	*Penthorum chinense* Pursh Extract，扯根菜的提取物
PPAR	Peroxisome Proliferator-activated receptor，过氧化酶体增殖物活化受体
ROS	Reactive oxygen species，活性氧
SCFA	Short chain fatty acid，短链脂肪酸
SePP1	Selenoprotein P 1，硒蛋白 P1
SIRT1	Sirtuin 1，沉默调节蛋白 1
SOD	Superoxide dismutase，超氧化物歧化酶
SREBP	Sterol regulatory element binding protein，固醇调节元件结合蛋白

缩略语	英中全称
TC	Total cholesterol，总胆固醇
TG	Triglyceride，甘油三酯
TLR4	Toll-like Receptor 4，Toll 样受体 4
TNF-α	Tumor necrosis factor-α，肿瘤坏死因子-α
UCP-2	Uncoupling protein-2，解偶联蛋白-2
WHO	World Health Organization，世界卫生组织
WTE	White tea extract，白茶提取物
ZO-1	Zonula occludens-1，紧密连接蛋白-1

第 8 章　高尿酸血症的靶向膳食干预

缩略语	英中全称
COS	Chitosan oligosaccharide，壳寡糖
HUA	Hyperuricemia，高尿酸血症
UA	Uric Acid，尿酸
XOD	Xanthine Oxidase，黄嘌呤氧化酶

第 9 章　代谢综合征靶向膳食干预的 Meta 分析和评价

缩略语	英中全称
ALT	Alanine transaminase，谷丙转氨酶
AST	Glutamic oxaloacetic transaminase，谷草转氨酶
FPG	Fasting plasma glucose，空腹血糖
HbA1c	Glycated Hemoglobin，糖化血红蛋白

缩略语	英中全称
HDL-C	High-density lipoprotein cholesterol，高密度脂蛋白胆固醇
HOMA-IR	Homeostatic model assessment of insulin resistance，胰岛素抵抗指数
LDL-C	Low-density lipoprotein cholesterol，低密度脂蛋白胆固醇
NAFLD	Nonalcoholic fatty liver disease，非酒精性脂肪肝
RCT	Randomized controlled trials，随机对照试验
RR	Risk ratio，风险比
SMD	Standard deviation mean difference，标准化均值差
T2DM	Diabetes Mellitus Type 2，2 型糖尿病
TC	Total cholesterol，总胆固醇
TG	Triacylglycerol，甘油三酯

第 10 章　新型合生元靶向干预 2 型糖尿病

缩略语	英中全称
BMI	Body mass index，身体质量指数
FPG	Fasting plasma glucose，空腹血糖
GLP-1	Glucagon-like peptide-1，胰高血糖素样肽-1
HbA1c	Glycated hemoglobin，糖化血红蛋白
HDL	High-density lipoprotein，高密度脂蛋白
INS	Insulin，胰岛素
LDL	Low-density lipoprotein，低密度脂蛋白
LEP	Leptin，瘦蛋白/瘦素
LPS	Lipopolysaccharide，脂多糖

缩略语	英中全称
PYY	Peptide-YY，肽 YY（胃肠道肽类激素）
SCFA	Short chain fatty acid，短链脂肪酸
T2DM	Diabetes mellitus type 2，2 型糖尿病
TC	Total cholesterol，总胆固醇
TG	Triacylglycerol，甘油三酯
UA	Uric acid，尿酸